HEYNE BÜCHER

HEYNE RAT-GEBER

Walter I. Fischman
Frank Z. Warren

Chinas Geheimnis der Liebeskraft

Die 5000 Jahre alte Methode zur Bewahrung und Belebung der Liebeskraft durch Akupunktur und Akupressur

WILHELM HEYNE VERLAG
MÜNCHEN

HEYNE-BUCH Nr. 4782
im Wilhelm Heyne Verlag, München

Titel der amerikanischen Originalausgabe
SEXUAL ACUPUNCTURE
erschienen bei E. P. Dutton, New York
Deutsche Übersetzung von Walter Hertenstein

Genehmigte, ungekürzte Taschenbuchausgabe
Printed in Germany 1981
Umschlaggestaltung: Atelier Heinrichs & Schütz, München
Druck: Presse-Druck Augsburg
Bindung: Grimm & Bleicher München

ISBN 3-453-41455-1

Vorwort

Was soll dieses Buch?
Wir alle wissen, daß in sexualibus eine Revolution stattfindet. Bücher, Artikel, Radio- und Fernsehsendungen – geschrieben und dargestellt von Sexualpropheten, die proklamieren, deklamieren und Verzicht leisten – schneien uns ein.
Aber selbst diese Lawine sexueller Information wird mit den Problemen nicht fertig. Wenn wir uns vor Augen halten, daß fast 50 Prozent der Bevölkerung unter irgendeiner sexuellen Störung leiden, wird uns klar, daß das therapeutische System sowohl quantitativ als auch qualitativ ungenügend ist.
Als wir dieses Buch schrieben, gab es noch nichts, was man als «Notfallstation für sexuelle Schwierigkeiten» hätte bezeichnen können. Die meisten Therapien sind auf lange Zeit angelegt, bedienen sich langwieriger Methoden und lassen oft einen armen Tor zurück, der so klug ist wie zuvor.
Dieses Buch beschreibt eine Methode, die uralt ist und ganz neu – *Sexakupunktur,* das ist Akupunktur als Sexualstimulans. Alte asiatische Kulturen und moderne europäische Kliniken sind die Grundlage dieser praktischen und klaren Anleitungen zu einem vernünftigen Sexualleben.
Da wir nur die Symptome behandeln und uns nicht um die Ursachen der Störungen kümmern, werden

wir der Kritik kaum entgehen, aber ich glaube, daß wir uns gemäß der Tradition verhalten, die unbekümmert um die tieferliegenden Ursachen stets ein Linderungsmittel angewendet hat, wenn die Symptome derart lästig wurden, daß sie den Organismus gefährdeten.
Wir fanden es deshalb angezeigt, in die Literatur der Sexualwissenschaft ein neues Bezeichnungssystem einzuführen in der Hoffnung, ein zusätzliches Mittel zur Behandlung sexueller Störungen zu liefern. Dieses Buch ist aber kein Ersatz für die vielen neuerrichteten Kliniken, die die diesbezüglichen Probleme behandeln.

F. Z. Warren
W. I. Fischman
New York, im Dezember 1976

Sexakupunktur

Einleitung

Impotenz, Frigidität.
Tiefstes Leid läßt sich kaum besser ausdrücken als mit diesen beiden Worten. Und doch sind Impotenz und Frigidität für hunderttausende von Männern und Frauen mehr als bloße Worte. Das sexuelle Elend, in dem diese Menschen dahinvegetieren, ist für sie eine Tatsache des täglichen Lebens. Impotenz und Frigidität sind Teile eines Gesamtkomplexes, der als «sexuelle Störung» bekannt ist und der an zusätzlichem Unglück vorzeitige Ejakulation, Vaginismus, schmerzhaften Geschlechtsverkehr und zahllose andere Schwierigkeiten umfaßt, bis hinunter zur völligen sexuellen Erschöpfung.
Obschon Sexualität heutzutage kein Tabu mehr ist und alle darüber schwätzen, bilden die sexuell Gestörten eine schweigende Armee, halten sich für sexuelle Krüppel und leiden zusätzlich noch darunter, daß sie sich dessen schämen. Sie sind in ihren eigenen Augen Versager. Wenn die Bettlaken zurückgeschlagen werden, sind sie unfähig, die von ihnen erwartete Leistung zu erbringen.
Man weiß nicht genau, wieviel Menschen an irgendwelchen sexuellen Störungen leiden. Selbst das Schätzen ist schwierig. Die vorliegenden Zahlen schwanken zwischen 20 und 60 Prozent der Bevölkerung. Sie hängen zu einem großen Teil davon ab, wer

zählt und wie. Wenn man alle Frauen und Männer einschließt, die irgendwann einmal in ihrem Leben unfähig waren, den Geschlechtsverkehr auszuüben oder ihn zu genießen, dann hat man faktisch die gesamte erwachsene Bevölkerung.
Zählt man nur jene Menschen, die das Gefühl haben, ihr Geschlechtsleben mache sie eigentlich nicht glücklich, dann hat man ungefähr 20 bis 30 Prozent. Aber wie immer man auch die Zahlen ermittelt, sie beweisen ein erschreckendes Maß an menschlichem Leid.
Glücklicherweise gibt es jetzt Hoffnung für alle jene, die an irgendeiner sexuellen Störung leiden. Diese Hoffnung beruht auf einer modernen Variante einer Technik, die viele tausend Jahre zurückgeht, zu einer der ältesten Zivilisationen der Welt. Sie heißt Akupunktur.
Dieses Buch enthält neueste Entdeckungen zeitgenössischer Ärzte und aus alten chinesischen Texten übersetztes diesbezügliches Material. Die Kombination moderner und uralter Akupunkturmethoden hat zu einer neuen Technik, sexuelle Störungen zu behandeln, geführt . . . und zur Hoffnung, sie zu heilen. Wir nennen sie Sexakupunktur.
In den viele tausend Jahre alten medizinischen Fachbüchern der Chinesen gibt es kein Kapitel über Sexakupunktur. Zumindest haben die Chinesen sie nicht so bezeichnet. Sie sprachen von schmerzhaftem Geschlechtsverkehr, Fruchtbarkeit, Unfruchtbarkeit, Harnröhrenentzündung. Da der Lauf der guten alten Zeit nicht eine solche Unzahl sexuell Gestörter zurückließ wie der Fortschritt unserer Zivilisation, mußten die Daten für dieses Buch Stück für Stück

aus den verschiedensten Quellen zusammengetragen werden. Erstaunlicherweise sind sie heute noch ebenso gültig wie damals.
Moderne Forscher haben neuzeitliche Techniken erfunden, neue Medikamente, neue Behandlungsarten und haben sogar neue Akupunkturpunkte entdeckt, die sexuelle Funktionen beeinflussen. Diese Kombination alter und moderner Methoden nennen wir Sexakupunktur – ein aus vielen Quellen zusammengestelltes physikalisch-technisches Heilmittel, das wir hier zum ersten Mal vorstellen.
Woher sie auch stammen mag, eins ist sicher: Sexakupunktur hat in der Vergangenheit gewirkt. Warum sollte sie bei Ihnen nicht wirken?

1. Sex – der Brennpunkt dieses Buches

Offen gesagt ist das Thema dieses Buches beschränkt. Zudem verstößt es in mehrfacher Hinsicht gegen heutzutage gängige Ansichten. Wir schenken in unseren Tagen unsere Aufmerksamkeit immer mehr dem verwickelten Spiel der Geschlechter. Viele Menschen suchen nach weiteren Horizonten, indem sie mehr Aspekte ihres Lebens in vollere und kompliziertere Beziehungen einbeziehen wollen.

Dies scheint uns insofern nicht ganz unbedenklich zu sein, als diese zunehmend komplizierteren emotionellen Beziehungen das Geschlechtsleben in unerträglicher Weise belasten, so daß am Ende der Geschlechtsverkehr zusammenbricht. Dennoch versuchen Eheberater immer noch, starke emotionelle Beziehungen als Heilmittel zu verkaufen – als Leim sozusagen, der das zerbrechliche Gefüge zwischenmenschlicher Beziehungen zusammenklebt.

Wir sind da anderer Ansicht. Wir glauben, daß das Sexualleben von der emotionellen Last einer Beziehung befreit werden muß, damit es wieder Spaß macht.

Sexakupunktur ist genau das, was der Name sagt, und nichts anderes. Ihr Sinn ist Verjüngung und Kräftigung des Geschlechtstriebes. Das Ziel ist ein strammer Penis und eine warme, feuchte, aufnahmewillige Vagina – beide in der Lage, sexuelle Lust zu

verschaffen, und, wenn unbedingt nötig, Kinder zu zeugen.
Dieses Buch beschreibt im Detail eine neue Methode zur Behandlung sexueller Störungen. Für den Körper, der überhaupt nicht oder nicht genügend funktioniert, kann Akupunktur Heilmethode und Heilmittel sein.
Diese Methode ist für den Westen neu, und die meisten Menschen, die zum ersten Mal mit ihr konfrontiert werden, stellen einen Haufen Fragen. Einige sind simpel und direkt, andere wieder kompliziert. Wir haben sie gesammelt und wollen sie hier beantworten.

F: *Es hört sich an, als versuchten Sie, Sex von Liebe zu trennen. Glauben Sie wirklich, das sei klug?*
A: Ja. In doppelter Hinsicht, und ich sage Ihnen gleich warum: Erstens kann keiner den andern lehren, wie er lieben soll. Das ist etwas, was jeder entsprechend seinem Wesen erfährt, auf seine Art und zu seiner Zeit. Zudem gibt es eine Menge äußerer Faktoren, die zu einem Teil der Liebe werden. Liebe ist von allen menschlichen Gefühlen vermutlich das komplizierteste.
Hingegen kann man jemanden sehr wohl lehren, wie er Liebe machen soll, und er kann lernen, wie er mehr davon hat. Ich rate Ihnen deshalb, zuerst die technische Seite der Liebe zu lernen. Später können Sie die Gefühle hinzufügen.

F: *Ist Sex nicht eigentlich eine Sache des Kopfes? Mit andern Worten: Stammt nicht ein Großteil des Triebes und des Vergnügens aus emotionellen Quellen?*

A: Da haben Sie völlig recht. Psychosexuelle Phantasien und sexuelle Erinnerungen sind von größter Wichtigkeit.

F: *Wenn dem so ist, wie stimuliert die Sexakupunktur die psychologische oder die emotionelle Seite des Sex?*
A: Das ist eine wesentliche Frage, auf die Sie aber keine simple Antwort erwarten dürfen. In den meisten Fällen behandelt die Sexakupunktur nicht die emotionellen Seiten des Problems, sondern zieht sie bei der Diagnose nur indirekt in Betracht. Die Behandlung jedoch konzentriert sich auf die körperlichen Symptome. Es geht uns darum, den Körper wieder sexuell leistungsfähig zu machen, beziehungsweise das sexuelle Vergnügen zu verstärken.

F: *Aber angenommen, es gibt ein emotionelles Problem – ist es nach der Behandlung verschwunden?*
A: Wahrscheinlich nicht. Es hört sich vielleicht etwas radikal an, aber sobald so etwas Wesentliches wie der Geschlechtstrieb wieder funktioniert, ist man wahrscheinlich auch besser in der Lage, mit seinen emotionellen Problemen fertig zu werden.

F: *Dann verschwindet also die Spannung selber nicht?*
A: Normalerweise verschiebt sie sich nur. Wenn ein seelisches Problem den Schwung Ihres Sexuallebens hemmt, kann Ihnen die Sexakupunktur wieder zu Begeisterung und Stoßkraft verhelfen. Das Grundproblem dürfte damit allerdings nicht gelöst sein, sondern sich in anderen Symptomen bemerkbar machen.

So werden Sie vielleicht plötzlich unter nervöser Migräne, Magenkrämpfen oder einer der andern Unpäßlichkeiten leiden, die auf emotionelle Schwierigkeiten hinweisen. In der Psychiatrie nennt man dieses Abwandern aus der Sexualsphäre *Gefühlsverlagerung.*

F: *Dann behandeln Sie also keine unbewußten oder psychologischen Probleme?*
A: Nein. Hauptziel unserer Akupunktur ist es, Ihnen zu einem normalen Geschlechtsleben zu verhelfen. Da die sexuelle Wiedergeburt eine Erhöhung der körperlichen Spannkraft mit sich bringt, werden Sie in einer besseren Verfassung sein und können dann Ihre emotionellen Grundprobleme angehen. Stärke und joie de vivre sind eine Folge eines befriedigenden Geschlechtsverkehrs. Es gibt dafür auch schon einen neuen Namen: Entspannungssex.

F: *Ist das nicht etwas willkürlich, wenn Sie nur die mechanische Seite beachten und sowohl die leisen seelischen Nebentöne als auch die schwerwiegenden grundsätzlichen Probleme vernachlässigen?*
A: Wer kann schon beurteilen, was Wirkung und was Ursache ist? Selbstverständlich muß man sich mit diesen Dingen beschäftigen, aber das ist auch eine Frage des richtig gewählten Zeitpunktes. Mit der Sexakupunktur haben wir eine Methode, die sich in Kliniken auf der ganzen Welt bewährt hat. Sie verschafft Frauen und Männern das sexuelle Glück, das Teil ihres Lebens sein sollte. Vielleicht muß man sich auch noch um die Psyche kümmern, aber das ist der zweite Schritt, den man mit einem anderen Fachmann tut, gleichzeitig mit unserer Akupunktur oder

nachher. Wir sind selbstverständlich dagegen, psychologische Probleme zu verdrängen.

F: *Die traditionelle psychoanalytische Behandlung dauert manchmal mehrere Jahre, bis sich ein Erfolg zeigt. Sie behaupten, daß die Sexakupunktur das Problem in einigen Wochen oder Monaten löst. Kann sie das wirklich?*
A: Bedenken Sie bitte, daß die traditionelle Psychoanalyse und andere Therapien sich mit dem gesamten Spektrum der menschlichen Gefühle befassen. Sie gehen zurück in die Vergangenheit und suchen nach seelischen Traumatas, versuchen sie zu heilen und versuchen den Patienten zu lehren, wie er mit der Gegenwart fertig wird. Eine solche Behandlung greift tief in das Leben des Patienten ein. Sexakupunktur tut nichts dergleichen. Wir beschränken uns auf ein ganz bestimmtes Gebiet. Zugegeben, es ist ein großes Gebiet, und es beherrscht einen der wichtigsten Aspekte des Lebens des einzelnen. Sexuelle Störungen gehören zu den am weitesten verbreiteten Leiden in der heutigen Gesellschaft. Wir versuchen nicht, das gesamte Leben eines Patienten umzukrempeln, wir wollen nur einen Teil seines Lebens beeinflussen – einen wesentlichen Teil zwar, aber eben doch nur einen Teil.

F: *Wenn mein Sexualleben also durch emotionelle Ursachen gestört ist, kann mir die Sexakupunktur nicht helfen, nicht wahr?*
A: Das würde ich nicht sagen. Sagen wir lieber, daß die Gefühle nicht Hauptaugenmerk unserer Akupunktur sind. Nehmen wir einmal an, Sie seien unzu-

frieden mit der Größe Ihres Penis. Selbstverständlich kann die Sexakupunktur die Größe Ihres Organs nicht verändern. Wenn sich aber Ihr Geschlechtstrieb verstärkt, wenn Freude und Vergnügen zunehmen, und wenn Sie an der ganzen Sache viel mehr Spaß haben, dann werden Sie sich nicht mehr so stark um die Größe Ihres Penis kümmern. Ihre Wollust wird sich auf Ihre Partnerin übertragen. Ein Mann, der sich der Liebe mit Lust an der Sache hingibt, wirkt auf Frauen im höchsten Maß erregend. Sie werden sehen, daß Ihr «Problem» verschwindet, sobald Sie mehr Interesse an der Sache haben.

F: *Ich habe ein tristes Problem. Wenn ich mit meinem Mann im Bett liege und einmal nicht reagiere, spricht er von* meiner *Frigidität. Wenn er es aber nicht schafft, eine Erektion zu bekommen, spricht er von* unserem *Problem. Ich empfinde das als unfair, aber was ich wissen möchte ist, ob es sein, mein oder unser Problem ist.*

A: Die Antwort ist nicht leicht. Man kann sich hier nur von Fall zu Fall entscheiden. Manchmal läuft es darauf hinaus, daß die Partner sexuell einfach nicht zueinander passen; dann ist es «unser» Problem. Wenn hingegen jemand immer wieder mit demselben Problem konfrontiert ist, ganz egal, mit wem er schläft, dann ist es wohl eine persönliche Angelegenheit.

F: *Für den Fall, daß ich mich behandeln lasse – Sexakupunktur inklusive – möchte ich weiterhin den geistlichen Beistand meines Pfarrers haben. Glauben Sie, daß dadurch Probleme entstehen?*

A: Das glaube ich nicht. Angenommen, Ihr Pfarrer ist an Ihnen als ganzem Menschen interessiert, der sexuell befriedigt in Harmonie mit seinem Partner lebt und deshalb besser mit andern auskommt, so sollte sein Beistand Ihnen während der Behandlung zusätzliche Sicherheit geben. Lehnt er hingegen erlebte Sexualität als normale Komponente des Menschen ab, dann könnte es zu Reibungen kommen. Heutzutage sind aber die meisten Geistlichen auch als Ehe- und Familienberater ausgebildet, und viele von ihnen haben einen positiven Einfluß. Wenn Sie also der Meinung sind, zusätzliche Hilfe zu benötigen, dann sollten Sie sie unbedingt in Anspruch nehmen. Ganz bestimmt wird der Pfarrer in der Lage sein, Ihr neuentdecktes oder verstärktes Sexualleben mit Ihrem Alltagsleben in Einklang zu bringen.

F: *Reicht es nicht aus, wenn mein Hausarzt mir in sexuellen Dingen beratend zur Seite steht?*
A: In vielen Fällen ist es der Hausarzt, der den ersten Schritt zu Ihrer Heilung tut. Vermutlich kennt er Sie und Ihre Krankengeschichte seit langem. Er ist also in der glücklichen Lage, zwischen Ihren körperlichen und Ihren seelischen Störungen unterscheiden zu können. Da er seit Jahren Ihr Hausarzt ist, haben Sie auch Vertrauen zu ihm.
Nun kommt aber die Kehrseite der Medaille: Die meisten Allgemeinpraktiker kommen aus der Arbeit nicht heraus. Sie sind einem enormen Leistungsdruck unterworfen und haben kaum die Muße, um sich hinzusetzen und sich mit Problemen zu befassen, für die es keine direkte medizinische Lösung gibt. Das ist traurige Wirklichkeit. Dazu kommt, daß lange nicht

alle Ärzte in Sexualberatung ausgebildet sind. Bis vor kurzer Zeit wurde dieses Fach an den medizinischen Fakultäten nicht gelehrt. Entweder nahmen die Ärzte an Seminarien teil, die nicht auf ihrem Ausbildungsweg lagen, oder sie sammelten ihr Know-how in ihrer täglichen Praxis, in der Art «Manchmal trifft's, manchmal trifft's nicht». Einige Ärzte sind sehr wohl in der Lage, Ihnen mit Rat und Tat zur Seite zu stehen, während andere Ihnen bloß geduldig zuhören können.

Im allgemeinen gehören Ärzte, die auch psychiatrische Behandlung anwenden, einem Berufsverband an, der sich diesem Spezialgebiet widmet. Es gibt mehrere voneinander verschiedene Beratungsorganisationen, die nur qualifizierten Mitgliedern akademischer und medizinischer Vereinigungen offenstehen. Wenn Sie in bezug auf Ihren Arzt Zweifel haben, fragen Sie ihn. Ärzte haben nichts gegen Fragen.

F: *Wenn ich mich für eine Behandlung mit Sexakupunktur entscheide, soll ich meinen Freunden dann davon erzählen? Wie reagieren die Leute normalerweise?*

A: Das können Sie halten, wie Sie wollen. Sie sind in einer ähnlichen Lage wie Patienten, die sich einer Psychoanalyse unterziehen. Manche hüllen sich in Schweigen wie die Atomenergiekommission. Andere reden von nichts anderem mehr und langweilen damit ihre Freunde zu Tode. Reden oder Schweigen haben aber keinen Einfluß auf die Behandlung.

F: *Ist Sexakupunktur auch bei Homosexuellen wirksam?*

A: Mir ist keine Arbeit bekannt, die sich mit diesem Spezialgebiet befaßt, und soviel ich weiß, hat keiner der Ärzte, die zu diesem Buch Fallgeschichten beigesteuert haben, Akupunktur gegen Homosexualität angewendet. Dies ist weiter nicht verwunderlich, denn die Akupunktur als Sexualstimulans ist so neu, daß wir noch keinen Vorrat an Fallgeschichten haben. Mit zunehmender Praxis werden wohl auch auf diesem Gebiet Erfahrungen gesammelt werden. Ich halte es aber für äußerst zweifelhaft, daß die Sexakupunktur die sexuelle Anlage verändern kann. Heißt das Problem aber Impotenz oder Unlust, kann Sexakupunktur sehr wohl helfen. Die Behandlung wird dann eine Steigerung der Lust bewirken, auch mit einem gleichgeschlechtlichen Partner.

F: *Mein Freund behauptet, die meisten sexuellen Schwierigkeiten ließen sich durch Ausprobieren neuer Stellungen eliminieren. Was sagen Sie dazu?*
A: Ich glaube, Ihr Freund irrt sich sehr. Die meisten sexuellen Schwierigkeiten sind komplizierter.

F: *Sind sexuelle Phantasien von großer Bedeutung, wenn man die Lust erhöhen will?*
A: Natürlich, aber nur für diejenigen, denen solche Sachen gefallen. Sexuelle Phantasien miteinzubeziehen ist ganz in Ordnung, wenn sie gefallen und den Genuß auch tatsächlich erhöhen. Bevor man jedoch derartiges ausprobiert, muß ein gewisser Grad sexuellen Könnens erreicht werden. Stellungen, Apparate, Phantasien, Zoten und dergleichen Scherze sind erotische Ausschmückungen, die manche Leute gar nicht brauchen. Bleiben Sie auf dem Teppich. Erst

wenn Sie das Bodenturnen aus dem Effeff beherrschen, können Sie sich zu Trapezkunststücken aufschwingen.

F: *Besteht die Gefahr, daß ich durch eine Behandlung mit Sexakupunktur überstimuliert werde?*
A: Sexueller Genuß wird mit sehr subjektivem Vokabular definiert, so daß es schwierig ist, herauszufinden, ob wir überhaupt dasselbe meinen, wenn wir «überstimuliert» sagen. Ich kann Ihnen nur soviel sagen: Akupunktur kann nicht aus nichts etwas machen. Sie kann Ihnen also nur das geben, was potentiell in Ihnen vorhanden ist. Wenn die Akupunkturbehandlung Erfolg hat, werden Sie auf der Höhe Ihres Könnens sein. Ich kann Ihnen versichern, daß Sie kein Sexmaniak werden.
Wenn Sie sich überhaupt für die Sexakupunktur interessieren, dann sind Sie vermutlich ein netter Normalbürger, der seiner Ansicht nach in sexueller Hinsicht zu kurz kommt. Nach der Behandlung werden Sie immer noch der nette Normalbürger sein, nur kommen Sie jetzt sexuell voll und ganz auf Ihre Kosten. Sie werden nicht – ich wiederhole: nicht – auf die Straße gehen und Amok laufen.

F: *Erhöht Akupunktur die Qualität des Orgasmus oder die Zahl der Orgasmen, die man haben kann?*
A: Wenn Sie mit «Zahl» Häufigkeit meinen, dann möchte ich sagen: Sowohl als auch. Die Behandlung erweitert Ihr sexuelles Bewußtsein und verstärkt die Wollust. Deshalb – das heißt: weil Sex nun viel mehr Spaß macht – werden Sie mehr davon haben wollen. Den Dingen, die Spaß machen, schenken wir immer

mehr Aufmerksamkeit. Einen Theater- oder Konzertbesuch oder eine Verabredung zum Nachtessen werden wir kaum vergessen, bei unangenehmen Dingen hingegen läßt uns das Gedächtnis gerne im Stich. Sie werden sich vermutlich nicht ungern des Geschlechtsverkehrs entsinnen, nicht in Form einer Zwangsidee, aber als zärtliche Erinnerung an etwas Gutes, das schon in naher Zukunft wieder geschehen könnte.

F: *Gibt es zwischen der herkömmlichen Medizin und der Akupunktur einen Widerstreit?*
A: Da müssen wir präzisieren; wenn Sie mit dem Wort Widerstreit meinen, daß die philosophische Grundhaltung der westlichen Medizin von der der chinesischen sehr verschieden ist, dann haben Sie sicherlich recht. Das braucht uns aber weiter nicht zu bekümmern. Jede ist ein gültiges, brauchbares Heilmittel.
Hingegen wird die Sache ernst, wenn Sie mit Widerstreit einen Antagonismus zwischen der Wirkungsweise westlicher Medikamente und chinesischer Akupunktur meinen. In der westlichen Medizin werden Medikamente angewandt, die tiefgreifende körperliche Reaktionen hervorrufen, inklusive ein Nachlassen, respektive Einschlafen des Sexualtriebes. In gewissen Fällen kann das die Wirkung der Sexakupunktur völlig aufheben. Da müssen Sie bei Beginn der Behandlung Ihren Arzt fragen. Das ist einer der Gründe, warum Sie ihn über Ihren körperlichen Zustand unterrichten und ihm ganz genau sagen sollten, welche Medikamente Sie nehmen. Tranquilizer, Schlafmittel, blutdrucksenkende Mittel und andere

starke Medikamente können sich auf Ihr Geschlechtsleben nachteilig auswirken.

F: *Wie schnell wirkt die Sexakupunktur? Dauert es lange, bis ich etwas spüre?*
A: Das hängt vom speziellen sexuellen Problem ab, wie schwierig es ist und wie lange der Zustand schon dauert. Im allgemeinen dauern die Behandlungen zwei Wochen bis drei Monate. Schwierige und langwierige Fälle erfordern eine Behandlungsdauer von sechs bis zwölf Monaten. In den meisten Fällen werden Verbesserungen des Zustandes bereits vor Abschluß der Therapie eintreten.

F: *Werde ich die Wirkung der Behandlung mit einem Schlag zu spüren bekommen?*
A: Nein, eigentlich nicht. Wie eben gesagt, wird sich Ihr Zustand vor Abschluß der Behandlung gebessert haben. Nach Abschluß der Behandlung wird diese Verbesserung noch zunehmen, bis sie das Maximum erreicht hat. Die Wirkung der letzten Behandlung dürfte einige Monate andauern.

F: *Verlangt Akupunktur eine spezielle Ausbildung?*
A: Sicherlich. Die meisten Staaten betrachten die Akupunktur als Teil der ärztlichen Heilkunde und kontrollieren sie entsprechend streng. Einige Staaten erteilen den Akupunkteuren eine besondere Erlaubnis zum Praktizieren, andere bestehen auf einer vorausgehenden traditionellen Medizinerausbildung. Wenden Sie sich im Zweifelsfall an die Ärztegesellschaft Ihres Bezirks, die Sie über die Vorschriften in Ihrem Land informieren wird.

Wer die Therapie durchführt, sollte ein geschickter Akupunkteur sein, der die vorgeschriebene Prozedur genau einhält, um die Gesundheit des Patienten nicht zu gefährden. Abgesehen davon ist Akupunktur etwas Besonderes. Nur ein Spezialist auf diesem Gebiet kann für eine wirksame Behandlung garantieren.

F: *Wie lange dauert die Behandlung?*
A: Die Dauer hängt von Ihrem Zustand ab. Nach der ersten gründlichen Untersuchung dauern die meisten Sitzungen etwa eine halbe Stunde.

F: *Wie viele Sitzungen sind nötig?*
A: Wieder hängt die Antwort von Art, Dauer und Schwere der Störung ab. Die meisten Kuren verlaufen nach einem bestimmten Plan, bei dem der Arzt Sie zuerst drei Mal pro Woche sehen will, hierauf zwei Mal pro Woche, später ein Mal pro Woche und zum Schluß ein Mal in zwei Wochen.

F: *Wird die Wirkung lange anhalten?*
A: In den meisten Fällen ja. Aber Sie dürfen nicht vergessen, daß der Grund Ihrer Störungen weiterbestehen kann. Auch werden Müdigkeit, Streß und ähnliche Erscheinungen unseres Alltagslebens kaum verschwinden. Es ist daher möglich, daß Sie in weiten Abständen eine Art Nachkur brauchen, damit die volle Wirksamkeit des Verfahrens erhalten bleibt.

F: *Hilft ein und dieselbe Behandlung gegen alle sexuellen Störungen?*
A: Der Behandlungsvorgang ist im Prinzip derselbe. Was sich ändert, sind die Positionen der Nadeln. Ihr

Arzt wird angesichts verschiedener sexueller Störungen verschiedene Stellen aussuchen. Er wird außerdem die Zeit variieren, während der die Nadeln in der Haut stecken, und auch andere Faktoren berücksichtigen.

F: *Ist es schmerzhaft?*
A: Nein, schmerzhaft ist es nicht. In den meisten Fällen werden Sie die Nadel nicht einmal spüren. Einige sind so dünn wie Menschenhaar, andere ähneln einem kleinen Reißnagel oder Pfeil. Sie ritzen kaum die Haut. Zur Illustration verwende ich gern den Vergleich mit der subkutanen Spritze. Eine Akupunkturnadel ist ungefähr so dünn wie das Loch einer Spritzennadel. Wenn Sie schon einmal eine Spritze bekommen haben, wissen Sie, daß Sie die Nadel kaum spüren. Bei der Akupunktur ist es genauso – nur ist die Nadel noch dünner.

F: *Was werde ich spüren?*
A: Es gibt eine merkwürdige Empfindung, die die Chinesen *T'Chei* nennen – «das *ch'i* erreichen». Dieser Ausdruck bezieht sich auf das Gefühl, das hervorgerufen wird, wenn die Nadel den richtigen Akupunkturpunkt trifft. Es ist kein Schmerz, bloß ein etwas komisches Gefühl, das übrigens von Mensch zu Mensch verschieden ist. Es wird von einigen als Kribbeln bezeichnet, von andern als Gefühllosigkeit, wieder von andern als schwacher elektrischer Schlag. Was immer man spürt, es ist nicht der Rede wert.
Einer der interessanten Aspekte der Behandlung ist der, daß Arzt und Patient zusammenarbeiten müssen, wenn sie erfolgreich sein soll. Obschon die Ärzte die

Punkte, an denen die Nadeln anzusetzen sind, genau kennen, möchten sie von Ihnen doch die Bestätigung erhalten, daß sie das *ch'i* erreicht haben.

F: *Wird mir der Arzt während der Therapie irgendwelche Medikamente verschreiben?*
A: Möglicherweise. Das hängt von Ihrem Fall ab. Vielleicht findet der Arzt Krankheiten, die man besser mit westlichen Medikamenten behandelt, vielleicht zieht er es vor, nur Akupunktur anzuwenden.

F: *Wie funktioniert denn nun eigentlich die Akupunktur?*
A: Das ist eine sehr komplizierte Sache. Die Akupunktur ist eigentlich noch eine empirische Wissenschaft. Die westliche Medizin hat Teile davon von den Chinesen übernommen und sie durch Tests und Experimentieren verifiziert, aber bis jetzt kann noch niemand aufzeigen, warum sie denn eigentlich so gut funktioniert. Die meisten Ärzte schreiben ihren Erfolg einem komplexen neurologischen Vorgang zu, der das autonome Nervensystem einbezieht.
In einigen Experimenten wurde eine morphiumartige Substanz nachgewiesen, die durch Akupunktur im Körper produziert wird. Wir dürfen nun hoffen, daß des Rätsels Lösung in naher Zukunft liegt.

F: *Wie wirksam ist die Akupunktur?*
A: Es wäre unklug, hier genaue Prozentzahlen zu nennen, da sie wenig Gültigkeit hätten. Es hängt ja soviel ab vom einzelnen Patienten, der Schwere und der Dauer der jeweiligen Störung. Indes verfügen wir über genügend von Medizinern in verschiedenen

Ländern gesammelte Fallgeschichten, um sagen zu können, daß die Akupunktur die meisten sexuellen Störungen bei einem Großteil der Patienten heilt. Natürlich gibt es auch Mißerfolge, aber schließlich haben wir es ja mit Menschen zu tun, und es wäre schwierig, ein komplizierteres «Versuchskaninchen» zu finden.

F: *Wann versagt die Sexakupunktur und warum?*
A: Es gibt da die verschiedensten Gründe. So kann zum Beispiel das Grundproblem des Patienten so tief sitzen, daß die Sexakupunktur nur minimale Veränderungen bewirken kann. In einem solchen Fall lohnt sich die Behandlung kaum. Subtilere Faktoren können ebenfalls eine Rolle spielen. Es gibt Patienten, die an ihrer sexuellen Untauglichkeit hängen. Sie finden in der psychiatrischen Literatur wohldokumentierte Fälle von Frauen und Männern, die einfach keinen Geschlechtsverkehr wollen. Am einfachsten vermeidet man ihn mit einem Körper, der nicht kann, nicht wahr? Und schließlich gibt es auch noch Krankheiten und Deformationen, die besser auf westliche Behandlungsmethoden ansprechen. Es wäre ein Fehler, es hier mit Akupunktur zu versuchen. Wie die Patienten, so sind auch die Ärzte verschieden. Es ist durchaus möglich, daß gewisse Ärzte mit einem bestimmten Patiententyp bessere Erfolge erzielen. Sie haben sicher schon einmal den Arzt gewechselt, wenn Sie glaubten, er heile Sie nicht rasch genug. Entweder haben Sie dann einen Spezialisten aufgesucht oder sind ganz einfach zu einem anderen Arzt gegangen, damit er sich Ihr Leiden unvoreingenommen anschaue.

F: *Wie verbreitet ist die Praxis der Sexakupunktur?*
A: Im Augenblick nicht sehr. Es gibt vorläufig nur wenig Ärzte, die in diesem Fach ausgebildet sind. Die Akupunktur wurde zur Hauptsache von Medizinern in Frankreich, England, Rußland, Jugoslawien und natürlich China entwickelt. Wir stehen tief in der Schuld der vielen Ärzte, die dieser Kunst den Weg geebnet haben. Einige ihrer Berichte sind im Anhang dieses Buches abgedruckt.

F: *Ist Sexakupunktur eine neue Art der Akupunktur?*
A: Eigentlich nicht. Akupunktur kann manche körperlichen Störungen heilen. Sexuelle Störungen sind nur ein neues Anwendungsgebiet. Das Prinzip ist dasselbe. Neu ist die Kombination der spezifischen Punkte. Alle Komponenten der Sexakupunktur sind in anderem Zusammenhang und für andere Zwecke schon verwendet worden.

F: *Haben die alten Chinesen auch schon Sexakupunktur angewendet?*
A: Das weiß man nicht genau. Vermutlich schon, aber sie nannten es nicht so. Sie hatten verschiedene Rezepte gegen Sterilität, Impotenz, Spermatorrhöe (unwillkürlicher Samenfluß) und andere Beschwerden. Wissen Sie, die Völker anderer Kulturen und anderer Zeiten waren eigentlich recht sittsam. Wir dürfen deshalb annehmen, daß die Behandlung sexueller Störungen – sollten diese überhaupt im heutigen Ausmaß aufgetreten sein – aus Rücksicht auf den Patienten kaum schriftlich fixiert worden ist. Überhaupt waren Aufzeichnungen nicht die Stärke der chinesischen Ärzte. Wir haben also keine Möglichkeit, Ak-

ten zu studieren, um unsere Neugierde zu befriedigen. Aus den wenigen schriftlichen Berichten, die wir rekonstruieren konnten, läßt sich der Schluß ziehen, daß sexuelle Störungen im alten China nicht unbekannt waren. Jedoch haben sich die chinesischen Ärzte vor allem mit Fruchtbarkeit und Sterilität befaßt und nicht mit Steigerung der Wollust.

F: *Wirkt die Sexakupunktur mehr auf Frauen oder auf Männer?*
A: Die Wirkung ist bei beiden Geschlechtern die gleiche. Das Geschlecht hat keinen Einfluß auf die Wirksamkeit der Behandlung. Das Problem ist die Störung, wie schwer sie ist und wie lange sie schon gedauert hat.

F: *Was kann ich von der Sexakupunktur erwarten?*
A: Eine tolle Frage. Sie werden in den Kapiteln, die sich mit den sexuellen Störungen und deren Therapie befassen, eine genauere Antwort finden. Eine allgemeine Antwort kann ich Ihnen aber gleich jetzt geben: Sie werden Ihre sexuellen Möglichkeiten voll genießen können, deshalb größeren Spaß am Geschlechtsverkehr haben und als Resultat ein fröhlicheres und glücklicheres Leben führen. Gestatten Sie mir einen Vergleich: Es ist ähnlich der Befreiung, die Sie spüren, wenn ein ekliger Schmerz aufhört. Wenn das Zahnweh vorbei ist, kann man sich kaum mehr vorstellen, wie weh es getan hat. Man fühlt sich einfach großartig.

F: *Muß ich an die Akupunktur glauben, damit sie wirkt?*

A: Überhaupt nicht. Seien Sie so skeptisch wie Sie wollen. Glauben Sie überhaupt nichts, und stellen Sie dauernd Fragen. Gehen Sie davon aus, daß die Akupunktur zu beweisen hat, daß sie etwas taugt. Glauben Sie nur den Taten, nicht den Worten.
Bei fast allen Behandlungsmethoden heilt auch der Glaube. Wenn der Apotheker das Medikament einpackt und es Ihnen gibt, fühlen Sie sich schon etwas besser, weil Sie wissen, daß etwas für Sie getan wird. Darum ist auch das Verhalten des Arztes am Krankenbett so wichtig. Wichtiger aber als alle psychologischen Faktoren ist die Heilung, die sich dann einstellt, wenn die Behandlung die richtige ist.
Als die Akupunktur von der Presse entdeckt wurde, erhoben sich sofort Stimmen, die diese Kunst herabwürdigten. Sie behaupteten, daß die Methode nur dank Hypnose funktioniere, und so wurden einige Kontrolltests gemacht. Die Versuchspersonen wurden in zwei Gruppen eingeteilt – die, die leicht zu hypnotisieren waren und die, die überhaupt nicht zu hypnotisieren waren. Hierauf wurden die verschiedensten Störungen mit Akupunktur behandelt. Es stellte sich heraus, daß die Erfolgsquote in beiden Gruppen gleich groß war. Da Akupunktur auch bei ganz kleinen Kindern und Tieren wirkt, ist es unwahrscheinlich, daß sie auf Gefühlswallungen beruht. In einigen Ländern wurden umfangreiche Versuche mit Pferden, Schweinen, Kühen und anderen Tieren durchgeführt. Die Anwendung der Akupunktur in der Veterinärmedizin ist ein überzeugender Beweis, daß mehr hinter der Akupunktur steckt als bloße Suggestion. Noch mehr überzeugt uns, daß sie auch bei Säuglingen und Schlafsüchtigen wirkt. Eine

hypnotische Übertragung kann in solchen Fällen kaum stattfinden, und das Argument, die Wirkung der Akupunktur beruhe auf Hypnose oder einem Ritual, wird nun immer weniger gehört.

F: *Könnten mein Partner und ich lernen, wo die Nadeln zu plazieren sind, so daß wir einander gegenseitig behandeln könnten? Die Sache scheint ja nicht sehr gefährlich zu sein.*
A: Lassen Sie das ja bleiben! Sie kommen ja auch nicht auf die Idee, selber Penicillin herzustellen, sich den Blinddarm zu entfernen oder ein gebrochenes Bein zu schienen, nicht wahr? Die Medizin ist etwas ungeheuer Kompliziertes. Darum geht es ja viele Jahre, bis aus einem Medizinstudenten ein Arzt wird. Dazu kommt, daß der Lernprozeß überhaupt nie aufhört. Fast alle Ärzte besuchen Auffrischungskurse oder belegen spezielle Seminarien, so daß sie mit der jüngsten Entwicklung Schritt halten können. Akupunktur ist ein täuschend einfacher Vorgang. Es braucht aber mehr als das Hineinstecken einiger Nadeln in die Haut. Wenn es etwas nützen soll, muß es von jemandem praktiziert werden, der sorgfältig ausgebildet, geschickt und erfahren ist.
Auf dem Dilettantenniveau besteht die große Gefahr, daß folgenschwere Schäden angerichtet werden. Anatomische Kenntnisse sind die Grundlage jeder medizinischen Ausbildung. Ohne diese Kenntnisse kann es geschehen, daß man die Nadeln irgendwo hineinsticht, wo sie lebenswichtige Organe treffen.
Lassen Sie also die Do-it-yourself-Akupunktur bleiben! Ich würde Ihnen auch abraten, im Keller Atombomben herzustellen.

2. Sexakupunktur

Es gibt einen unzweifelhaften Beweis für eine sexuelle Störung . . . und Sie sind der einzige, der eine Diagnose stellen kann. Wenn irgend etwas in Ihrem Sexualleben Sie beunruhigt – Ihre Leistung, Ihr Vergnügen, Ihre Begierde, Ihre Befriedigung – dann hapert's irgendwo, und Sie sollten Ihren Arzt aufsuchen.

Es ist nicht zufällig, daß sich das Wort «Ihr» wiederholt. Es handelt sich um *Ihr* Sexualleben. Sexuelle Schwierigkeiten und ihre Behebung sind Ihre persönlichste Angelegenheit. Ihr Sexualleben muß in erster Linie Ihnen gefallen. Tut es das nicht, dann müssen Sie etwas dagegen unternehmen. Vielleicht liegt's daran, daß Ihre Leistung weniger gut ist als die Ihres Bettschatzes. Aber zuerst müssen Sie einmal wissen, wie es um Sie steht. Vielleicht wird die Behandlung später Ihren Partner einschließen oder sich ausschließlich auf ihn konzentrieren.

Sex ist ein wesentlicher und wichtiger Teil des menschlichen Daseins. Sie können zwar ohne Sex leben, aber glücklich werden Sie nicht sein. Vielleicht fehlt es Ihnen bloß an ein paar Nächten Schlaf, aber vielleicht brauchen Sie auch einen Arzt.

Von Schwerkranken, Todunglücklichen oder vom täglichen Kram Erstickten abgesehen, kann fast jedermann ein mehr oder minder glückliches Geschlechtsleben führen. Ich rede nicht von Vollkommenheit, gebe keine hundertprozentige Garantie, glaube auch nicht an Feuerwerk und Ekstasen, die zur Ohnmacht führen, sondern meine ganz einfach eine spürbare Verstärkung des sexuellen Genusses. Die Sexakupunktur kann, wenn nötig zusammen mit anderen Therapien, Ihr sexuelles Wohlbefinden ganz wesentlich steigern.

Indes wirkt sie nicht überall. Es gibt Gebiete, wo sie nichts hilft. Sie können das leicht selber herausfinden. Erstens, wenn Sie mit einem bestimmten Menschen keinen Geschlechtsverkehr haben wollen, wird keine Macht auf Erden Sie dazu zwingen können. Sie können dann nicht. Ihr Körper läßt sich weder von Zaubertränken noch von Akupunktur oder gutem Zureden zwingen.

Zweitens, wenn Sie eine übertriebene Vorstellung von sexuellem Glück haben, jagen Sie einer Chimäre nach. Auch die Sexakupunktur kann Sie nicht in den siebenten Himmel bringen, wenn es ihn nicht gibt. Sie kann bloß im Rahmen des Möglichen das Beste aus Ihren sexuellen Möglichkeiten machen. Ihre Träume und Phantasien kann sie leider nicht realisieren.

Drittens, Krankheiten, die eine medizinische Behandlung oder gar einen chirurgischen Eingriff erfordern, müssen zuerst kuriert werden.

Diese Fälle werden in den Kapiteln 3 und 4 behandelt.

Last but not least: Wenn Sie von finanziellen Sorgen, schwerer Verantwortung, erschütterndem persönlichem Unglück oder anderen emotionellen Streßsituationen niedergedrückt werden, so muß man diese

Realität etwas ausschalten, bevor die Sexakupunktur Ihnen zu sexuellem Glück verhelfen kann.
Wir beschäftigen uns hier vor allem mit sexuellen Störungen. Bei Männern heißen diese zum Beispiel Impotenz und vorzeitige Ejakulation. Bei Frauen Frigidität und seelisch bedingter Scheidenkrampf. Bei beiden Geschlechtern verschiedene Formen schmerzhaften Geschlechtsverkehrs und geringes sexuelles Interesse.

F: *Soll das heißen, daß Sie mir helfen können – nehmen wir an, ich hätte Mühe, eine Erektion zu bekommen – bloß indem Sie mich mit Nadeln stechen?*
A: Im allgemeinen ist die Antwort ja. Aber so einfach ist es hinwiederum nicht. Nehmen wir an, daß Sie weder ein Krüppel noch krank sind und daß Sie keine unlösbaren seelischen oder praktischen Probleme haben, dann kann Ihnen die Sexakupunktur sehr wohl zu einer Erektion verhelfen. Mit andern Worten: Die Chancen, daß Sie wieder Ihren Mann stellen werden, sind sehr groß. Garantieren aber kann ich nicht. Kein Mittel, das Menschen verabreicht wird, wirkt unbedingt.

F: *Wie gut wirkt die Sexakupunktur?*
A: Wenn Sie meinen, wie tauglich sie sei, so kann ich Ihnen nur sagen, daß die Ergebnisse dieser Technik verschieden sind, da wir es mit Menschen zu tun haben, die in hohem Grade verschieden sind. Aber unsere bisherigen Erfahrungen sind nicht schlecht. Sie reichen von leichter Besserung bis zu totaler Verjüngung des Geschlechtstriebs. Es gibt natürlich auch Mißerfolge, aber die Erfolge überwiegen.

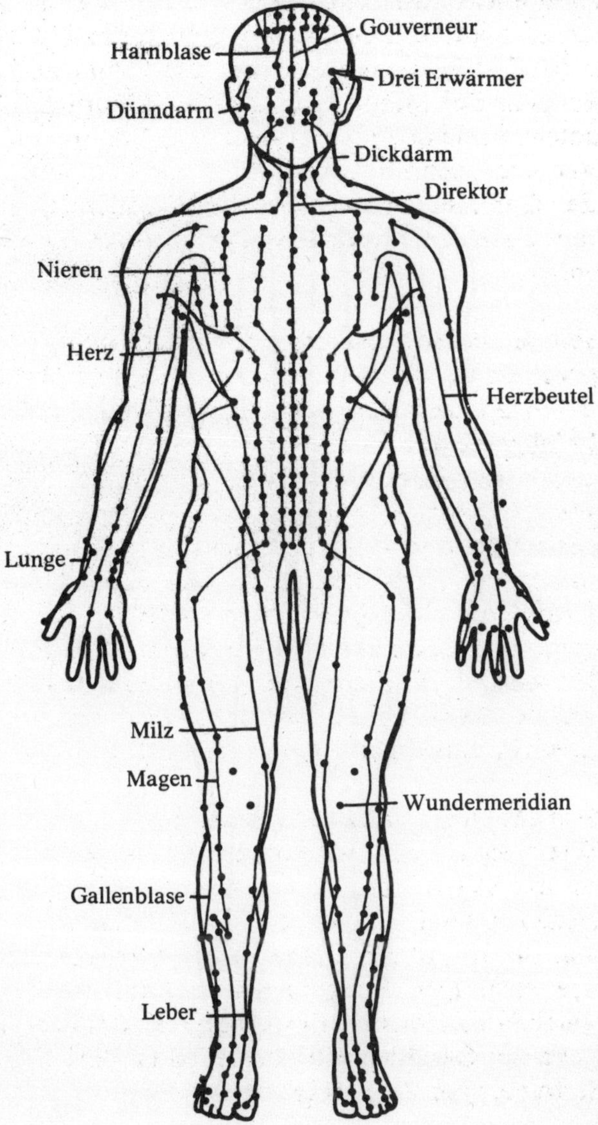
Gouverneur
Harnblase
Drei Erwärmer
Dünndarm
Dickdarm
Direktor
Nieren
Herz
Herzbeutel
Lunge
Milz
Magen
Wundermeridian
Gallenblase
Leber

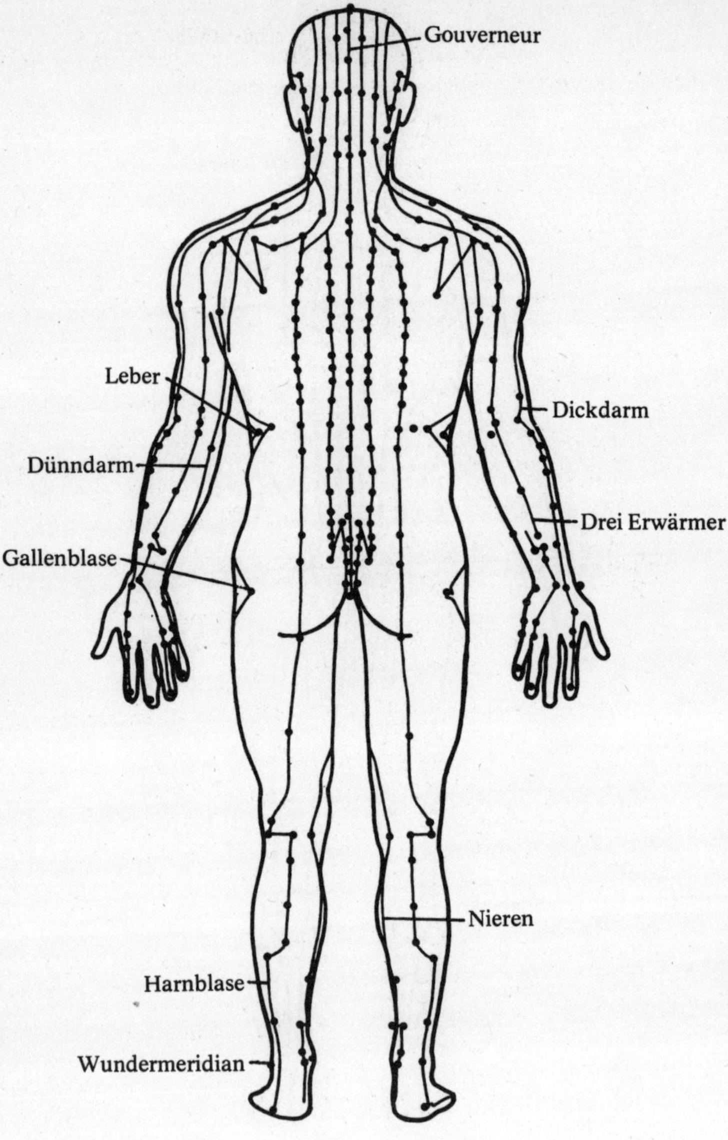
Gouverneur
Leber
Dickdarm
Dünndarm
Drei Erwärmer
Gallenblase
Nieren
Harnblase
Wundermeridian

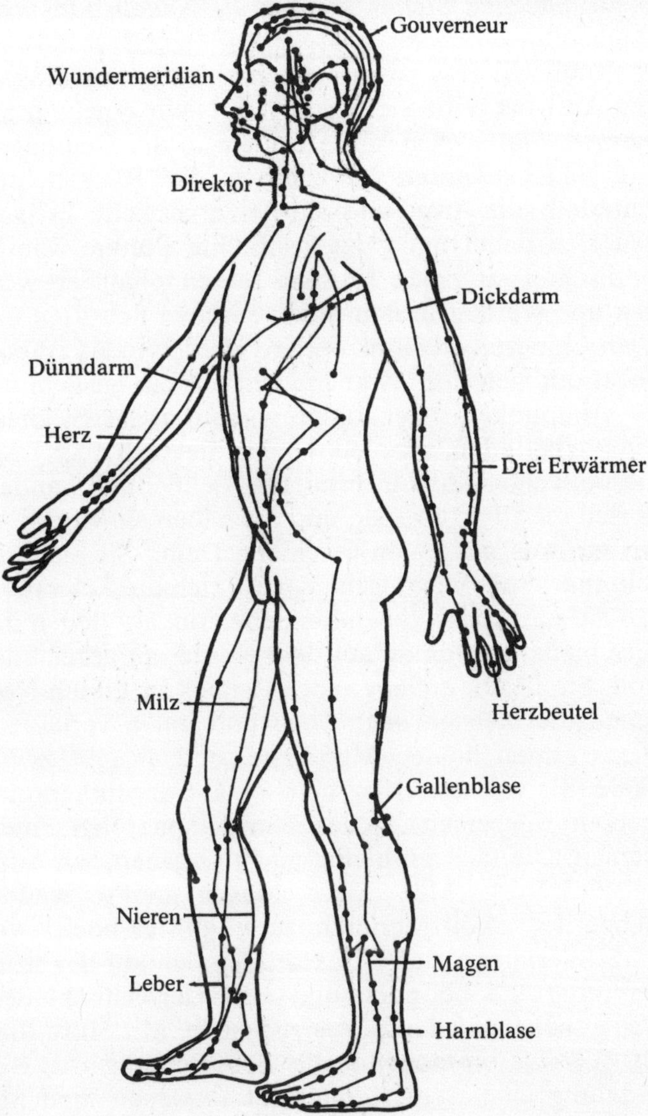
Gouverneur
Wundermeridian
Direktor
Dickdarm
Dünndarm
Herz
Drei Erwärmer
Herzbeutel
Milz
Gallenblase
Nieren
Magen
Leber
Harnblase

F: *An welchen Stellen werden die Nadeln hineingestochen?*

A: Komisch! Das ist immer eine der ersten Fragen. Die Antwort wird Sie beruhigen. Nicht dort, wo Sie meinen. Sie kriegen keine Nadeln in die Genitalien. Die Nadeln werden vor allem in den Rücken, den Unterleib, die Arme und die Beine gesteckt. Es handelt sich dabei um ganz bestimmte Punkte. Einige sind schon vor vielen Tausend Jahren lokalisiert worden und werden in den medizinischen Schriften der alten Chinesen erwähnt, andere wurden unlängst entdeckt und getestet. Zwar braucht nur ein ausgebildeter Akupunkteur genau zu wissen, wo sich diese Punkte befinden, aber ich möchte Sie doch auch über die ungefähre Lage informieren. Schließlich handelt es sich um Ihren Körper, und Sie haben ein Recht, zu wissen, was mit Ihnen geschieht. Damit Sie sich ein Bild machen können, schauen Sie sich die Zeichnungen auf den vorhergehenden Seiten an, auf denen die verschiedenen Punkte auf dem Körper aufgezeichnet sind. Sie liegen entlang einer Reihe von Linien, von denen die meisten nach oben und unten verlaufen. Diese Linien heißen Meridiane, und es gibt zwölf Paare. Sie verlaufen symmetrisch auf der linken und rechten Körperseite. Jedes Meridianpaar hat einen Namen. Die meisten heißen nach Organen, wie zum Beispiel Niere, Milz, Blase, Magen und so weiter. Neben den zwölf Meridianpaaren gibt es noch zwei Einzelmeridiane, den Direktor, der sich auf der Körpervorderseite befindet, und sein Gegenstück, den Gouverneur, auf der Körperrückseite. Mit Hilfe dieses Wissens werden Sie die Beschreibung der Behandlung in diesem Kapitel gut verstehen, und Sie werden die Punkte erkennen, wo die Nadeln angesetzt werden. So wird der Arzt zum Beispiel Punkte am inneren Ast des Blasenmeridians auf Ihrem Rücken auswählen, wenn Sie wegen fehlendem sexuellem Interesse zu ihm in Behandlung gehen. Ebenso wird er Punkte am äußeren Ast des Blasenmeridians im Kreuz aussuchen.

Sie können das ganz genau auf der Karte verfolgen. Beachten Sie, daß ein Ast des Blasenmeridians nahe dem Hauptmeridian den Rücken hinunterläuft. Das ist der innere Ast. Ein anderer läuft mehr seitlich ebenfalls den Rücken hinunter, das ist der äußere Ast. Der erste Punkt, der gestochen wird, befindet sich am inneren Ast zwischen Schultern und Taille. Der andere am äußeren Ast auf der Höhe des Kreuzes. Beide sind leicht zu finden. Vergessen Sie nicht, daß die meisten Meridiane paarweise vorkommen, so daß die Nadeln auf beiden Seiten des Rückens angesetzt werden müssen.

Es kann durchaus sein, daß der Arzt sich andere Punkte aussucht. Das kommt daher, daß sowohl in der Akupunktur als auch auf anderen Gebieten der Medizin der persönlichen Interpretation, die auf Kenntnis und Erfahrung beruht, ein großer Spielraum gegeben ist. Seien Sie also nicht überrascht, wenn Ihre Behandlung eine andere Auswahl an Punkten mit sich bringt. Zudem besteht ja auch die Möglichkeit, daß Ihre Diagnose mit der Ihres Arztes nicht übereinstimmt. In diesem Fall verlangt die Behandlung das Stechen anderer Punkte, aus dem einfachen Grund, weil der Arzt ein anderes Leiden behandelt. Einige Ärzte ziehen es neuerdings vor, sexuelle Störungen an Punkten im Ohr und um das Ohr herum zu behandeln. Manchmal werden Nadeln verwendet, es sind aber auch schon mit schwachen Stromstößen, die mittels einer winzigen Elektrode in den Punkt am Ohr geleitet wurden, Erfolge verzeichnet worden. Der Strom ist in der Regel so schwach, daß man ihn nicht spürt.

Ihr Arzt wird Ihnen vermutlich vorschlagen, die Akupunkturbehandlung durch eine Akupressurbehandlung zu verstärken, die Sie bei sich zu Hause durchführen können. Der Vorgang wird im 7. Kapitel beschrieben.

F: *Ich glaube, ich bin frigid; es scheint mir wenigstens so. Früher sagten meine Liebhaber immer wieder, ich sei nicht zu erregen, reagiere überhaupt nicht beim Geschlechtsverkehr. Jetzt habe ich einen Partner, der findet mich so wie ich bin in Ordnung. Ich habe ihn sehr gerne. Ich möchte, daß der Geschlechtsverkehr für uns beide befriedigend ist. Gibt es eine Behandlungsmethode, die mir helfen kann?*

A: Sie und Ihr Arzt haben zuerst einmal festzustellen, worum es hier eigentlich geht. Frigidität, die im 5. Kapitel behandelt wird, kann zweierlei sein: Entweder spüren Sie überhaupt nichts und haben dann auch keinen Orgasmus, oder Sie sind sehr erregt, erreichen aber keinen Höhepunkt. In beiden Fällen kann die Sexakupunktur Hilfe bringen.

Wichtig ist jedoch, daß Sie selber herausfinden, ob Sie frigide sind. Wenn der Geschlechtsverkehr Sie befriedigt, wenn Sie nach Ihrer Meinung genügend erregt sind und auch einen schönen Orgasmus haben, dann sind Sie nicht frigid. Sie sind nicht verpflichtet, irgend etwas zu sein, bloß um einen andern zu befriedigen. Wichtig ist doch, was *Sie* fühlen. Wenn Ihnen hingegen etwas fehlt, wenn Sie sich nach stärkeren Lustgefühlen sehnen, wenn Ihnen Ihr Orgasmus zu schwach erscheint, dann kann Ihnen mit Akupunktur geholfen werden.

F: *Wohin sticht man mich denn, wenn ich mich behandeln lasse?*
A: Um dieses Leiden zu behandeln, stehen viele Akupunkturpunkte zur Verfügung. Ihr Arzt wird die auswählen, die für die Behandlung am geeignetsten sind. Vielleicht solche am Magenmeridian in der Nähe der Schamgegend und etwas unterhalb des Knies, weitere am Lebermeridian am Oberschenkel, am Milzmeridian auf der Innenseite des Beines beim Knie und an einem weiteren Punkt oberhalb des Knöchels. Es gibt auch noch einen nicht aufgezeichneten Punkt einige Zentimeter schräg ab vom Nabel.

F: *Was heißt «nicht aufgezeichnet»?*
A: Das heißt, daß er erst vor kurzer Zeit entdeckt wurde und noch keinen festen Platz auf dem Meridian hat. Es gibt mehrere davon.

F: *Ist das die normale Behandlung gegen Frigidität?*
A: Ja.

F: *Wäre die Behandlung eine andere, wenn es sich um fehlende Erregung beim Vorspiel handeln würde?*
A: Ja. In einem solchen Fall würde der Arzt vermutlich eine Reihe von Punkten auf dem inneren Blasenmeridian stechen, von der Mitte des Rückens bis hinunter zum Ende des Rückgrats. Vielleicht würde er

auch eine Stelle am Lebermeridian, zwischen Knie und Oberschenkel, aussuchen und einen Punkt am Gallenblasenmeridian zwischen Ihren Zehen.

F: *Was täte er, um den Orgasmus zu verstärken?*
A: Da sticht er vermutlich die Punkte auf dem Milzmeridian auf Ihrem Fuß, oberhalb des Knöchels und zwischen Knie und Oberschenkel; hierauf die am äußeren Blasenmeridian unter der Schulter, die am Direktormeridian unter dem Nabel (wo sich mehrere Punkte in einer Reihe befinden), die am Magenmeridian am Unterleib und auf der Kuppe der zweiten Zehe.

F: *Ich habe Mühe zu ejakulieren. Hingegen fällt es mir nicht schwer, eine Erektion zu bekommen, die auch hält. Aber in den seltensten Fällen komme ich zum Orgasmus. Ich habe einen sagenhaften Ruf wegen meines Durchstehvermögens, aber für mich ist die Sache nervenaufreibend.*
A: Das kann ich verstehen. Sie werden um Ihren Zustand nur von Männern beneidet, die ihn nicht kennen. Tatsache ist, daß das etwas Frustrierendes und Unangenehmes ist. Glücklicherweise läßt es sich aber in vielen Fällen erfolgreich behandeln. Der Hauptpunkt befindet sich auf dem Gallenblasenmeridian am Hinterkopf. Zusätzlich würde der Arzt auch Punkte am Magenmeridian etwas unterhalb des Knies stechen, solche am Direktormeridian unterhalb des Nabels und vermutlich auch welche am Milzmeridian zwischen Knöchel und Knie. In den meisten dieser Fälle würde der Arzt auch noch Tonisierungspunkte benutzen.

F: *Tonisierungspunkte? Das hört sich phantastisch an. Was ist das?*
A: Genau das, was der Name sagt. Sie sind ein Akupunkturtonikum, das Ihre Lebensgeister weckt, Ihre Laune verbessert und Sie entspannt. Die Punkte sind am Herzmeridian auf der Innenseite des Handgelenks, am Lungenmeridian nahe beim Handgelenk, am Herzbeutelmeridian am Unterarm, am Dickdarmmeridian zwischen Daumen und Zeigefinger, am Lebermeridian in der Nähe der Zehen, am Milzmeridian beim Fußknöchel, und am Magenmeridian etwas unterhalb des Knies und auch an der Kuppe der zweiten Zehe. Es gibt noch andere Punkte, und jeder Akupunkteur hat seine Lieblingspunkte. Die obenerwähnten sind aber eine gute Auswahl.

F: *Immer wenn mein Liebhaber sich mir nähert, verkrampft sich meine Vagina so, daß er nicht eindringen kann. Gibt es ein Mittel, das mir helfen könnte? Wir haben einander nämlich sehr gern und möchten gerne miteinander schlafen.*
A: Ihre Störung heißt Vaginismus und ist anderen Arten von Muskelkrämpfen ähnlich; sie sind unwillkürlich. Da können Sie nichts machen, denn die Scheidenmuskeln ziehen sich so zusammen, daß ein Geschlechtsverkehr nicht stattfinden kann.

F: *Was ist der Grund?*
A: In den meisten Fällen Angst. Vaginismus und Dyspareunie (schmerzhafter Geschlechtsverkehr) gehören zusammen. Manchmal genügt die Erinnerung an den Schmerz oder die Angst vor dem Schmerz, um einen Scheidenkrampf auszulösen. Einige Ärzte sind

der Meinung, daß manche Frauen mit dem Vaginismus sagen: «Ich will keinen Geschlechtsverkehr.» Das kann heißen, daß sie ihn jetzt nicht wollen, daß sie ihn mit dem und dem Mann nicht wollen, daß sie ihn unter gewissen Umständen nicht wollen oder was auch immer. Der Endeffekt ist derselbe: Die Frauen sagen nein, ohne ein Wort sagen zu müssen.
Masters und Johnson haben einmal geschrieben, ein impotenter Ehemann könne sehr wohl der Grund für Vaginismus sein. Sie denken sich das so: Wenn ein Mann mehrmals beim Geschlechtsverkehr versagt hat, wird seine Frau sehr frustriert. Damit sie nicht noch frustrierter wird, setzt sie jedem erneuten Versuch ein körperliches Nein entgegen.

F: *Kann die Erziehung schuld daran sein?*
A: Ja, sicher. Einige Psychiater sind der Ansicht, der Vaginismus sei lediglich eine Variante der Rolle des «anständigen Mädchens». In gewissen Kulturen verbieten strenge elterliche Vorschriften unverheirateten Frauen jede sexuelle Erfahrung. Wenn diese dann heiraten, soll plötzlich alles ganz anders werden. Die alten Tabus jedoch sind immer noch da. Selbst wenn eine solche Frau auf einem bewußten intellektuellen Niveau den Geschlechtsverkehr akzeptiert, lehnt sie ihn auf dem tiefer liegenden Emotionellen immer noch ab. Das Ergebnis dieses Konfliktes ist der Scheidenkrampf.

F: *Jetzt weiß ich, was es ist. Kann man es mit Akupunktur heilen?*
A: Ja, ziemlich sicher. Die diesbezüglichen Punkte sind auf dem Lebermeridian auf der Außenseite des

Fußes und auf dem Milzmeridian über dem Knöchel, auf dem inneren Blasenmeridian in der Mitte des Rückens und entlang des äußeren Blasenmeridians am Kreuz und am Gesäß. Viele Ärzte behandeln zusätzlich noch einige Tonisierungspunkte, die eine entspannende Wirkung haben.

F: *Ich habe ein einziges Mal einen Scheidenkrampf gehabt, aber das hat meinem Mann genügt. Seither will er nichts mehr von mir wissen, und das ist jetzt schon fast acht Monate her. Er sagte, daß ihn schon die Vorstellung impotent mache. Gibt es für uns Hilfe?*
A: Ich glaube, ich weiß, was geschehen ist. Ich wette, Ihr Ehemann zeigt Ihnen die kalte Schulter, weil er fürchtet, in eine Falle zu geraten. Es handelt sich hier um ein oft kolportiertes Märchen, das von vielen uninformierten Männern immer noch für bare Münze genommen wird. Sie fürchten, daß die Frau beim Geschlechtsverkehr den Penis des Mannes so fest packen könnte, daß er sich nicht mehr befreien kann. Dabei ist das schon rein anatomisch völlig unmöglich. Bei Tieren kommt es hingegen vor, bei Hunden zum Beispiel, die einen andern Geschlechtsapparat haben. Der erigierte Hundepenis hat eine knollige Verdickung. Dies war eine Vorkehrung des weisen Schöpfers, da die Tiere, weil ihr natürlicher Lebensraum voller Gefahren ist, dazu neigen, den Geschlechtsverkehr rasch hinter sich zu bringen. Die Vorsehung koppelt sie zusammen, bis die Befruchtung stattgefunden hat. Nun sind Männer und Frauen jedoch anders gebaut, aber an das Märchen wird immer noch geglaubt.

Die beste Strategie dürfte ein offenes Gespräch sein. Aufrichtigkeit löst manche sexuellen Probleme. Wenn Ängste unausgesprochen bleiben, werden sie schlimmer. Gibt man ihnen jedoch einen Namen, so werden sie zu kleinen Problemen, die sich auch leichter lösen lassen.

F: *Gibt es nicht auch einen körperlichen Grund für den Scheidenkrampf?*
A: Selbstverständlich kann es auch an der Anatomie liegen. Auch eine Krankheit kann den Scheidenkrampf auslösen. Emotionelle Störungen sind nicht die einzige Ursache. In solchen Fällen dürfte eine medizinische Behandlung oder ein chirurgischer Eingriff angezeigter sein. Eine ärztliche Diagnose ist daher unbedingt erforderlich.

F: *Kann Vaginismus auch anders behandelt werden?*
A: Manche Ärzte wenden als Therapie Muskelentspannung an. Es handelt sich vor allem darum, jene Muskeln herauszufinden, die den Scheidenkrampf bewirken. Hierauf muß man lernen, sie zu entspannen. Das geht manchmal ein Weilchen, aber es ist der Mühe wert. Andere Ärzte ziehen es vor, Muskelentspannung und Akupunktur anzuwenden. Sie glauben, daß sie damit schnellere und bessere Resultate erzielen. Überlassen Sie Ihrem Arzt die Entscheidung. Wenn Ihnen aber die eine oder die andere Methode mehr zusagt, dann sagen Sie es ruhig.

F: *Mein Arzt behandelt meinen Vaginismus mit einem Dilatator, den ich selbst einführe. Ist diese Methode ebenso wirksam wie die Akupunktur?*

A: Einige Ärzte haben mit dieser Methode sehr gute Ergebnisse erzielt. Nur Ihr Arzt kann entscheiden, ob er einen Dilatator oder die Akupunktur anwenden will. Die Behandlung, die Ihnen hilft, ist die beste.

F: *Meine Klitoris ist von einer Hauthaube bedeckt. Kann die Akupunktur meine sexuelle Reaktion so verstärken, daß dieser Nachteil nicht mehr ins Gewicht fällt?*
A: Ja. Die Akupunktur kann den Grad Ihres sexuellen Vergnügens erhöhen. Aber das soll kein Grund für Sie sein, Ihre Klitoris nicht von einem Arzt untersuchen zu lassen. Vielleicht sind kleine Mißbildungen vorhanden, die er entfernen kann. Sollte das nicht gehen, dann wird die erforderliche Operation einfach sein. Die Klitoris einer jeden Frau hat eine Hautfalte oder Haube. Während des Geschlechtsverkehrs steht die Klitoris manchmal aufrecht, wodurch sie aus der Haube hervorragt. Wenn das auch bei Ihnen der Fall ist, kann ich Ihnen nur gratulieren.

F: *Wie steht's mit einer zu hoch gelegenen Klitoris? Kann die Akupunktur dagegen etwas machen?*
A: Gegen die Lage Ihrer Klitoris? Sicher nicht. Die Akupunktur kann Ihre sexuelle Reaktion verstärken, was sicher nichts schadet, aber am besten ist es, wenn Sie Ihrem Partner sagen, daß er sie nicht nur mit den üblichen Lendenstößen, sondern auch mit Fingerspitzengefühl lieben soll.

F: *Mein Problem ist ganz einfach. Ich bekomme keine Erektion.*
A: Haben Sie je eine gehabt?

F: *Früher war ich okay. Erst in den letzten Jahren bin ich müde geworden. Es ist zum Lachen: Jetzt bin ich eingeschlafen.*
A: Wichtig ist, daß Sie früher potent waren. Das heißt, daß Sie an sekundärer Impotenz leiden, nicht an primärer.

F: *Kommt es darauf an? Was ist der Unterschied zwischen primärer und sekundärer Impotenz?*
A: Primäre Impotenz ist, wenn ein Mann schon seit Jahren keine Erektion mehr gehabt hat, auch im Schlaf keine bekommt, keine Morgenlatte mehr hat und auch auf keinerlei sexuelles Stimulans mehr reagiert. Solche Fälle sind nicht einfach zu behandeln, sie erfordern Zeit und Geduld.
Ich nehme an, daß Sie nicht einmal unter sekundärer Impotenz leiden. Vermutlich haben Sie das, was die Ärzte als zeitweilige oder umstandsbedingte Impotenz bezeichnen. Sie brächten wahrscheinlich unter anderen Umständen eine Erektion zustande. Vielleicht mit einer andern Partnerin.
Was die Behandlung anbetrifft, so ist sie in beiden Fällen fast gleich. In der Regel werden gestochen: die Punkte am Lebermeridian in der Nähe des Oberschenkels, am Milzmeridian etwas unterm Knie, am Gouverneur unten am Rücken, am Direktor etwas unterm Nabel, am inneren Blasenmeridian im Mittelteil des Rückens, am äußeren Blasenmeridian, von der Mitte des Rückens bis zum Gesäß.
Die Behandlung schlösse wahrscheinlich auch Punkte ein, die die allgemeine sexuelle Erregungsfähigkeit verstärken. Darunter befinden sich solche am Blasenmeridian beim Fußknöchel, am Dickdarm-

meridian am Unterarm und am Magenmeridian oberhalb des Knies.

F: *Was macht einer, der an primärer Impotenz leidet, der noch nie eine Erektion gehabt hat?*
A: Die Aussichten sind schlecht. Allerdings besteht eine gewisse Hoffnung. Jedoch kann die Akupunktur erst in Erscheinung treten, wenn die Ursachen abgeklärt worden sind, die entweder körperlicher oder seelischer Natur sind.

F: *Ich kriege zwar eine Erektion, aber ich wollte, sie wäre steifer. Manchmal ist sie nur halbstark. Kann man dagegen etwas tun?*
A: Allerdings. Ihr Hauptproblem ist Entspannung. Die Muskeln, die den Zustrom des Blutes zum Penis regulieren, sind vermutlich verkrampft, so daß nicht genug Blut hineinfließt. Bei einer Behandlung müßten Punkte ausgewählt werden, die eine sexuelle Entspannung bewirken, neben Punkten, die Energie fördern. Dazu käme noch ein spezifischer Punkt, der bei der Verstärkung der Erektion schon oft gute Dienste geleistet hat. Darunter wären der Direktormeridian mit einer Reihe von Punkten unterhalb des Nabels, der Blasenmeridian an der Seite des Fußes, der Dickdarmmeridian in der Mitte des Unterarms, an der Hand und in der Ellenbeuge, der Magenmeridian ober- und unterhalb des Knies, und der Blasenmeridian an Ihrem Nacken.

F: *Mein Mann und ich haben das selbe Problem: Sex ist uns völlig Wurscht. Wir sind über zweiundzwanzig Jahre verheiratet, aber das wäre ja noch kein Grund.*

Wir haben Freunde, die ebensolange miteinander verheiratet sind, und die sind immer noch scharf aufeinander. Wir haben einander wirklich gern und wir leben auch gerne zusammen, aber das ist auch alles. Wäre es wohl möglich, daß Sex uns wieder einmal Spaß machen würde? Nicht so wie einst, aber doch ein bißchen.

A: Das kann fast wieder so werden wie einst. Die Behandlung wird Ihre Abgeschlafftheit bekämpfen und Ihre schlafenden sexuellen Energien wieder wecken. Für den ersten Teil der Behandlung wird der Arzt Stellen entlang des Direktormeridians (eine Reihe von Punkten über dem Nabel) aussuchen, auf dem inneren Blasenmeridian am Kreuz, dem Magenmeridian unterm Knie und dem Dickdarmmeridian an der Hand. Für den zweiten Teil wird er den Milzmeridian benützen, zwischen Knie und Knöchel, den Direktormeridian just unterhalb des Nabels, den inneren Blasenmeridian am Rücken und den äußeren Blasenmeridian am Gesäß.

F: *Ich weiß, wie meine Krankheit heißt – vorzeitige Ejakulation. Manchmal dauert's bei mir nur ein paar Sekunden. Mein Rekord ist eine halbe Minute. Was kann ich dagegen tun?*

A: Sexakupunktur hat bei der Behandlung dieser Störung große Erfolge erzielt. Behandelt werden Punkte am Direktormeridian (eine ganze Reihe oberhalb der Schamgegend), am Milzmeridian am Knöchel und etwas weiter das Bein hinauf, am Nierenmeridian oberhalb der Schamgegend und an der Seite des Fußes, am Lebermeridian an Fuß und Oberschenkel, am inneren Blasenmeridian oben am Rücken und am äußeren Blasenmeridian am oberen Rücken und am Gesäß.

F: *Seit meiner Vasektomie ist mein Geschlechtstrieb schwächer geworden. Wie kommt das? Kann mir die Sexakupunktur helfen?*
A: Fast alle Ärzte sind sich darüber einig, daß es keinen direkten körperlichen Zusammenhang zwischen der Samenstrangexstirpation und einem nachlassenden Geschlechtstrieb gibt. Sie sollten nach der Operation genau so potent sein wie vorher. Wenn es anders ist (und einige wenige Männer haben von einer Veränderung berichtet), dann sind die Gründe fast immer emotioneller Natur. Die Tatsache, daß Sie sich einer Vasektomie unterzogen haben, kann die Sexakupunktur nicht ändern. Wenn die Sexakupunktur Ihnen nützt, wird Ihr Geschlechtstrieb stimuliert werden, egal, ob Sie eine Vasektomie gehabt haben oder nicht.

F: *Sex war eine tolle Sache, als wir uns kennenlernten. Ich wußte gar nicht, daß es so etwas gibt, und ihm ging's genau so. Es ist jetzt erst acht Monate her, und schon ist die Wollust abgestumpft. Wir machen's jetzt nur noch automatisch, und unsere Körper haben nicht mehr Spaß daran.*
A: Da brauchen Sie sich nur wenige Punkte stechen zu lassen, und Ihr Vergnügen wird wieder das alte sein. Ihr Arzt könnte den Direktormeridian einige Zentimeter unterm Nabel benützen, den Magenmeridian unterm Knie, den Milzmeridian unterm Knie, den inneren Blasenmeridian in der Mitte des Rückens und den äußeren Blasenmeridian an Ihrem Gesäß.

F: *Würden bei uns beiden dieselben Punkte gestochen werden?*
A: Bei dieser sexuellen Störung, ja.

F: *Müssen wir beide uns behandeln lassen?*
A: Sicher. Sie sind ja die Ursache der Störung. Momentan treffen Sie sich in einem sexuellen Flachland. Der Zweck der Behandlung ist, daß Ihre Gipfelstürmerei Ihnen wieder den Atem verschlägt.

F: *Kann die Akupunktur meinen Penis vergrößern?*
A: Nein. Ich kenne keine Berichte, die einen solchen Versuch auch nur erwähnen würden. Nach Ansicht des Psychologen Dr. Paul Bindrin sind sehr viele Leute ernsthaft mit ihrem Körperimage beschäftigt. Er behauptet, daß «einer von zehn Männern das Gefühl habe, es sei mit seinem Penis etwas nicht in Ordnung». Er sei zu kurz, zu dünn, zu krumm, habe die falsche Farbe, die falsche Hautbeschaffenheit oder es passe sonst irgend etwas nicht.
Es ist tragikomisch, wie sich unsere Gesellschaft mit der Größe des Penis befaßt. Von argen Deformierungen einmal abgesehen, hat die Größe des Penis weder auf die weibliche noch auf die männliche Wollust einen Einfluß. Ein kleiner Prozentsatz der Frauen sind zwar «Größen-Fans», aber das ist eine seelische Störung. Von einer seelischen Störung sprechen wir auch dann, wenn einem Mann sein normaler Penis nicht groß genug ist.

F: *Kürzlich wurde in der Presse sehr viel über die relativen Meriten von vaginalem und klitoralem Orgasmus geschrieben. Ich weiß nicht, welchen ich habe.*

Wenn es aber nur ein klitoraler ist, kann mir dann die Sexakupunktur zu einem vaginalen verhelfen?
A: Wenn es einen derartigen Unterschied überhaupt gibt – überzeugende Beweise liegen keine vor – dann kann die Sexakupunktur indirekt den Orgasmus verstärken. Ob dieser Orgasmus nun klitoral oder vaginal ist, läßt sich aber nicht voraussagen. Das Ziel der Sexakupunktur ist eine Verstärkung Ihrer sexuellen Reaktionsfähigkeit. Wenn Sie alle Höhen und Tiefen der Wollust erleben, werden Sie sich wohl kaum Gedanken machen, woher genau sie stammt.

F: *Der Grad der Reaktionsfähigkeit meines Körpers ist von Koitus zu Koitus verschieden. Manchmal schwinden mir die Sinne, manchmal habe ich kaum etwas davon. Kann die Sexakupunktur mich soweit bringen, daß ich immer dasselbe Himmelhochjauchzen empfinde?*
A: Die Aussichten, daß unsere Behandlung bei Ihnen anschlägt, sind sehr gut. Da Sie ja in der Regel voll mitgehen, muß man nur die Blockierungen aufheben, die sie hie und da am vollen Genuß hindern. Man muß vermutlich nur Ihre allgemeine sexuelle Reaktionsfähigkeit steigern.

F: *Mein Mann und ich benutzten zum Spaß beim Geschlechtsverkehr «sexuelles Spielzeug». Jetzt kommen wir ohne nicht mehr aus. So kriege ich zum Beispiel mit einem Vibrator einen viel stärkeren Orgasmus und manchmal kriege ich ohne Vibrator überhaupt keinen mehr. Wir möchten eigentlich nicht auf unsere Spielzeuge verzichten, aber wir möchten auch nicht von ihnen abhängig werden.*

A: Wahrscheinlich würde eine Reihe von Tonisierungen Sie so stimulieren, daß Sie darauf verzichten könnten. Einige dieser Spielzeuge machen sicher viel Spaß, aber man sollte eigentlich nicht zum Sklaven dieser Liebesdiener werden.

F: *Wäre ein Aphrodisiakum nicht ebenso wirksam wie die Sexakupunktur?*
A: Wahrscheinlich schon. Das Problem ist bloß, daß außer in der Sage niemand so recht weiß, was ein Aphrodisiakum eigentlich ist. Seit uralten Zeiten wurden alle möglichen Sorten von Speisen, Gemüsen, Gewürzen, Pflanzen und sogar Insekten als den Geschlechtstrieb anregende Mittel verkauft. Unlängst ist eine unternehmungslustige Gesellschaft sogar auf die Idee gekommen, per Versand garantiert echte «Placebo Aphrodisiaka» zu verkaufen. Wenn Sie das bestellen, schlagen Sie doch vorher die Bedeutung des Wortes «Placebo» im Wörterbuch nach, sonst verdienen Sie, was Sie bekommen.
Was nun die Aphrodisiaka im allgemeinen angeht, so möchte ich sagen: Gut ist, was hilft. Wenn Sie also glauben, daß etwas hilft, dann versuchen Sie es ungeniert, solange es nicht gesundheitsschädigend ist. Bei dieser Gelegenheit eine Warnung: Es gibt ein Mittel, das «Spanische Fliege» genannt wird und das aus pulverisierten Körpern von Fliegen hergestellt wird. Das Pulver reizt die Harnröhre, das heißt: die Reize sind keineswegs sexueller Natur. Wenn Sie unter Wollust etwas anderes verstehen als ein Brennen in der Harnröhre, dann lassen Sie das Mittel bleiben. Es kann übrigens schon in schwacher Dosierung tödlich wirken.

Dann gibt es noch ein orientalisches Kraut, das Ginseng heißt und das Sie ausprobieren können, wenn Sie ein Aphrodisiakum brauchen. Zusammen mit Honig kann man einen wohlschmeckenden Tee daraus bereiten. Die Chinesen behaupten, es schütze vor dem Altwerden und halte den Geschlechtsapparat funktionstüchtig. Die meisten Reformhäuser verkaufen das Kraut, das keine schädlichen Nebenwirkungen hat. Wenn Sie nachher auch kein stärkeres sexuelles Vergnügen genießen, so haben Sie doch das Vergnügen, eine Tasse wohlschmeckenden Tee genossen zu haben.

F: *Ich nehme seit acht Monaten die Pille. In dieser Zeit ist mein Geschlechtstrieb fast eingeschlafen. Besteht ein Zusammenhang?*
A: Das kann durchaus sein. Die Pille beeinflußt die Frauen auf verschiedene Weise. Schließlich beruht ja ihre Wirksamkeit auf der Veränderung des Hormonhaushaltes. Diese Hormone sind sehr wichtig und üben einen großen Einfluß auf den Geschlechtstrieb aus.
Manche Frauen reagieren auf die hormonellen Nebenwirkungen stärker als andere. Zudem sind ja nicht alle Pillen gleich.

F: *Aber macht sich denn diese Herabminderung der Begierde so schnell bemerkbar?*
A: Ja. Das ist das Merkwürdige an dieser Art Nebenwirkung. Einige Frauen bemerken sie (wenn sie überhaupt eintritt) schon nach einigen Monaten, bei andern zeigt sie sich erst nach zwei Jahren. Unterdessen können sie die Pille unbeschadet nehmen. Aber ganz

plötzlich protestiert der Körper, das hormonelle Gleichgewicht ist gestört und und es geht mit der Libido bergab.
Wenn Sie die Pille nehmen und eine Schwächung Ihres Sexualtriebs feststellen, sollten Sie Ihren Arzt konsultieren. Er wird Ihnen ein anderes Präparat verschreiben, das keine Nebenwirkungen hat.

F: *Kann die Sexakupunktur diese Schwierigkeit nicht beseitigen?*
A: Nein. Denn es handelt sich ja hier um ein chemisches Problem, und die Lösung ist deshalb auch nur auf chemischer Basis möglich.

F: *Ich bekomme bei jedem Geschlechtsverkehr in der Magengegend und am Nacken einen Hautausschlag. Manchmal verschwindet er rasch wieder, manchmal ist er aber auch am nächsten Tag noch zu sehen. Die Leute machen blöde Bemerkungen, was mir peinlich ist. Kann man dagegen etwas unternehmen?*
A: Es handelt sich hier um eine verstärkte Form des sogenannten sexuellen Errötens. Das haben in der Regel nur Frauen, die sexuell sehr erregbar sind. Tragen Sie diesen Ausschlag wie einen Orden. Wenn Ihre Freunde lästern, tun sie das aus Neid.

F: *Ich habe nach einem Orgasmus genug. Ich möchte dann nicht weiter Liebe machen, ich möchte schlafen. Mein Liebhaber ist dann immer sehr enttäuscht. Er will weitermachen. Gibt es einen Grund für diese Müdigkeit, die mir übrigens nicht unangenehm ist?*
A: Es scheint, als täten Sie genau das, was Ihr Körper will. Ich glaube nicht, daß die Sexakupunktur Sie

und Ihren Liebhaber quasi gleichschalten könnte. Aber es gibt ja andere Möglichkeiten. Sie können ihn z. B. mehrmals durch orale und manuelle Praktiken zum Höhepunkt bringen, was ihn sicher so befriedigen wird, daß er sich nach dem Koitus auch umdreht und schläft.

F: *Mein Liebhaber beschwert sich über meine weite Vagina und hätte sie gern enger. Ich weiß, daß man das chirurgisch behandeln kann, aber ich möchte das nicht. Kann Sexakupunktur mir helfen, oder ist die Sache hoffnungslos?*
A: Sexakupunktur kann hier kaum helfen, aber Ihr Problem ist keineswegs unlösbar. Es gibt bestimmte Übungen, die zur Straffung der Scheidenmuskulatur führen. Wenn Sie genügend üben, erreichen Sie eine automatische Muskelaktivität, und Ihr Liebhaber wird nie mehr von schlaffen Geweben reden.

F: *Mein Liebhaber und ich haben es sehr schön im Bett, aber unser Tempo ist verschieden. Wir erreichen nie zusammen den Höhepunkt. Kann die Sexakupunktur da helfen oder nicht?*
A: Es schadet sicher nichts, wenn man es versucht. Es gibt einige Punkte, die das sexuelle Temperament bremsen. Man sticht sie in Fällen von Nymphomanie. Ehrlich gesagt: ich habe sie noch nicht ausprobiert und soviel ich weiß auch keiner meiner Kollegen. Ich weiß aber, daß man die sexuelle Reaktionsfähigkeit und das Lustgefühl verstärken kann. Das könnte auch die Reaktionen des langsameren Partners beschleunigen. Auf jeden Fall ist es einen Versuch wert. Die diesbezüglichen Punkte habe ich schon erwähnt.

F: *Verläuft der männliche Geschlechtstrieb eigentlich in Zyklen? Oder gibt es einen anderen Grund, warum mein Liebhaber manchmal sexuell sehr anspruchsvoll ist, mich dann aber wieder wochenlang links liegen läßt?*
A: Fragen Sie ihn, wann die Ratenzahlungen an die Bank fällig sind. Ich nehme an, daß neben dem Geschlechtstrieb noch andere Faktoren eine Rolle spielen. Sorgen und emotionelle Pressionen haben eine negative Wirkung auf den Geschlechtstrieb.

F: *Wenn ich längere Zeit keusch lebe, hat das auf die Dauer einen Einfluß auf meinen Geschlechtstrieb? Ist etwas dran am Satz: Rast' ich, so rost' ich?*
A: Wenn Sie es mit dem richtigen Partner machen, wird sich Ihr Trieb wieder einstellen, ganz von selber, nicht mit einem Schlag, aber langsam und sicher. Enthaltsamkeit schadet nicht. Sie schaden sich viel mehr, wenn Sie, bloß um in der Übung zu bleiben, mit jemandem schlafen, der Ihnen gar nicht zusagt.

F: *Mein Liebhaber braucht eine Ewigkeit, bis er eine Erektion bekommt. Dann ist er toll. Bis es jedoch soweit ist, ist die Sache eher mühsam. Kann ihn die Sexakupunktur nicht in einen Senkrechtstarter verwandeln? Und wie fange ich es denn an, mit ihm ins Gespräch zu kommen? Er bildet sich viel ein auf seine Potenz und wäre sicher gleich beleidigt.*
A: Es gibt Punkte, die eine Erektion verbessern . . . das heißt, sie bewirken eine steifere Erektion. Ich glaube aber nicht, daß man den Vorgang selber beschleunigen kann. Ihr Liebhaber hat wie jedermann seine eigene Temporegulierung. Versuchen Sie es

doch einmal mit Akupressur und Massage. Da brauchen Sie ihm nichts zu erklären, die Behandlung wirkt von alleine und er wird sicher schneller für Sie bereit sein.

F: *Ich habe gehört, daß ein Mann mit dreißig Jahren auf dem Höhepunkt seiner sexuellen Leistungsfähigkeit angelangt ist. Von da an geht's bergab. Was kann ich tun, um diesen Verlauf zu stoppen, respektive etwas zu bremsen?*

A: Erstens einmal: Es stimmt nicht. Das sexuelle Leistungsvermögen eines Mannes ändert sich im Verlaufe seines Lebens mehrmals. Es ist eigentlich dauernd im Wechsel begriffen.

Wenn Sie sich Sorgen machen, daß es nicht mehr so ist wie früher, dann sollten Sie ganz genau betrachten, was denn eigentlich geschieht. Ich würde meinen, Sie wechseln den Gang. Ihre Kraft läßt nicht nach, Sie sind sicher so potent wie früher; was sich ändert, ist bloß die Art der Sexualität.

Für die meisten Männer ist dieser Wechsel von Vorteil, denn er bedeutet, daß sie ihre Reflexe besser unter Kontrolle haben, erfahrener geworden sind, ein besseres Timing haben. Sie werden zu besseren Liebhabern, aber die Art, Liebe zu machen, hat sich geändert. Sie haben zwar nicht mehr das Tempo der «macho»-Potenz, die vielen Männern als Ideal gilt, aber dafür sind sie raffinierter geworden.

Natürlich geht es nicht mehr so quecksilbrig. Sie sind nicht mehr ein Springinsfeld der Liebe, aber dafür haben Sie auch mehr davon. Sie sind ein Genießer geworden. Man nennt das sexuelle Reife, und das dürfen Sie nicht unterschätzen. Es ist eine wertvolle, wichtige und angenehme Seite des Erwachsenseins. Wenn Sie aber wirklich das Gefühl haben, Sie seien nicht mehr auf der Höhe oder auf dem Posten, kann Ihnen die Sexakupunktur den nötigen Schwung sicher wieder verschaffen.

F: *Ich habe schon sehr viel von der Menopause der Männer gehört. Ist da wirklich etwas dran, und wenn ja, was kann man dagegen machen?*
A: Es gibt da bezüglich dieses Vorganges eine Scheidung der Geister. Einige halten die Menopause des Mannes für eine Realität. Für die andern wiederum ist sie eine Sage. Ich sehe die Sache so: Wenn man daran glaubt, muß man damit fertig werden. Sie brauchen nun aber nicht gleich auf den Alarmknopf zu drücken. Es handelt sich um einen leicht tragischen, aber ganz normalen Vorgang, den man nicht verdrängen soll.
Wenn die Männer so in die Jahre kommen – Ende 40 bis anfangs 50 – kommt einmal der Tag, wo sie nicht mehr können. Vielleicht wiederholt sich das über eine kürzere oder längere Zeit. Da sagt sich der Mann: «Mein Gott, jetzt geht's abwärts. Aus der Traum. Das Alter kriecht an mir herauf, meine Jugend ist dahin. Ich werde nie mehr derselbe sein, ich bin ein ausgebrannter Fall, die Liebe war einmal.» Der Gefühlsgehalt dieser Worte ist sehr stark, und viele Männer geben sich den wildesten Phantasien zu diesem Thema hin. Die Realität ist nicht so schrecklich. Spannung, Angst, Überarbeitung, Müdigkeit – jeder dieser Faktoren kann Impotenz bewirken. Leicht verfällt man ins Übertreiben und prägt den schrecklichen Ausdruck: Menopause des Mannes.

In solchen Fällen kann die Sexakupunktur eine große Hilfe sein. Man braucht da nur das sexuelle System zu revitalisieren. Es gibt keine bessere Methode, die Theorie der männlichen Wechseljahre ad absurdum zu führen, als sexuelle Aktivität über das kritische Alter hinaus.

F: *Manchmal habe ich beim Samenerguß Schmerzen. Kann das mit Hilfe der Sexakupunktur behoben werden?*
A: Vielleicht. Aber zuerst sollten Sie sich von einem Facharzt gründlich untersuchen lassen. Schmerzen können viele Ursachen haben. Wenn keine organische Störung vorliegt, wird der Arzt Sie vielleicht durch Stechen folgender Punkte behandeln: auf dem Gallenblasenmeridian an der Taille, auf dem Blasenmeridian über dem Fußrücken, auf dem Lebermeridian bei den Zehen, auf dem inneren Blasenmeridian oben am Rücken und dem äußeren Blasenmeridian unten am Rücken.

F: *In letzter Zeit erschienen in Zeitungen und Zeitschriften viele Artikel, die behaupten, die Frauenbewegung verursache bei Männern Impotenz. Sind Sie auch dieser Ansicht?*
A: Ich kenne keine diesbezüglichen Forschungsergebnisse, aber ich bin der Meinung, daß durchaus ein Zusammenhang bestehen kann. Wir haben eine Reihe massiver soziologischer Veränderungen in den Beziehungen zwischen Mann und Frau erlebt. Ein Aspekt dieser Entwicklung ist die Tatsache, daß Frauen nun aktiv auf sexuelle Befriedigung ausgehen. Für jene Männer, die immer nur an ihren eigenen Ge-

nuß gedacht haben, ist das eine große Herausforderung. Plötzlich wird von ihnen eine Leistung erwartet, und angesichts dieser Erwartung versagen sie. Hier spielen natürlich viele emotionelle Faktoren eine Rolle, die man alle genau kennen muß. Die Sexakupunktur kann aber durch die Steigerung der sexuellen Leistungsfähigkeit viel verbessern. Wenn ein Mann das Gefühl hat, daß es mit ihm sexuell aufwärts geht, fühlt er sich nicht mehr bedroht. Er kann jetzt die Herausforderung annehmen, und das mag sogar ein sexueller Anreiz sein.

F: *Vernachlässigt Ihre Grundhaltung nicht die geistige Seite der Sexualität? Degradieren Sie sie nicht zu einem rein mechanischen Vorgang? Ich bin überzeugt, daß wir Menschen auf einem höheren Niveau leben als die Tiere und daß Sex nicht nur eine rein körperliche Angelegenheit ist. Für mich ist Sexualität eine zauberhafte Begegnung zwischen zwei sich liebenden Menschen.*

A: Mit Ihrem ersten Satz haben Sie mehr oder weniger recht. Die himmlischen und geistigen Seiten der Geschlechterliebe sind außerhalb des Blickfelds der Sexakupunktur. Abgesehen davon betreten wir hier das Feld rein persönlicher Urteile und Entscheidungen. Wenn Sie Sex zusammen mit einer mystischen und spirituellen Erfahrung wollen, dann ist das Ihr gutes Recht. Und wenn Sie wollen, daß sich Sex auf einem gehobenen Niveau abspielt, dann ist auch das Ihr gutes Recht. Die Sexakupunktur kann da nicht mittun. Vergessen Sie nicht, daß die Methode zur Verbesserung Ihres körperlichen Zustands entwickelt worden ist.

Sie sollten im übrigen auch das rein Körperliche nicht vernachlässigen oder herunterspielen. Schlechte sexuelle Erfahrungen sind keine gute Basis für Spiritualität. Ein glückliches Sexualleben hingegen ermöglicht sehr wohl den Luxus ätherischer Gefühle. Viele psychologische Berater reden heute dem simplen, von allem zusätzlichen Ballast befreiten Sex das Wort. Sie sind im Begriff, sich vom Ideal, daß Sex nur mit echter Liebe möglich sei, zu befreien. Immer mehr Leute entdecken, daß man den Geschlechtsverkehr als l'art pour l'art genießen kann, wie ein feines Essen oder eine gute Flasche Wein. Er muß nicht unbedingt an moralische oder soziale Begriffe gebunden sein.
Für einen Urtrieb ist der Geschlechtstrieb eigentlich etwas sehr Fragiles. Selbst bei schweren Störungen läßt sich jedoch die Liebeslust wieder gewinnen. Wenn aber dem Geschlechtstrieb auch noch emotionelle Lasten aufgebürdet werden, dann sind Schwierigkeiten zu erwarten. Ich respektiere die Ansicht, Sex sei mehr als eine «tierische Angelegenheit», aber ich möchte doch zu bedenken geben, daß eine solche Betrachtungsweise das sexuelle Erlebnis ganz schön belasten kann.
Sex lebt am besten aus sich selbst. Wird er aber Brennpunkt emotioneller Verantwortlichkeit, altruistischer Absichten und eines verstiegenen Zartgefühls, dann bleibt er auf der Strecke. Das Ergebnis ist ein sexuelles Erlebnis, das man kaum spürt, kurz, eine fade Sache. Liebende verdienen etwas besseres.
Ich plädiere keineswegs für Verantwortungslosigkeit oder beiläufigen Geschlechtsverkehr. Ich weise bloß auf die Einfachheit der Sache hin. Wenn Vergnügen allein das Ziel der sexuellen Begegnung ist, werden

Sie es vermutlich auch erreichen. Dies gilt besonders dann, wenn man gerade von einer sexuellen Störung genesen ist. Legen Sie sich zuerst einmal munter mit Ihrem Partner ins Bett, bevor Sie ihn aufs Prokrustesbett Ihrer Weltanschauung legen.
Und noch eins: Versuchen Sie die Tendenz so vieler Leute zu vermeiden, die Sex dem Amalgam ihres Lebensstils hinzufügen wollen. Freundschaft und körperliche Anziehung sind eine gute Grundlage für einen befriedigenden Geschlechtsverkehr. Wenn sich daraus mehr entwickelt, so ist das in Ordnung. Wenn Sie Sex belasten mit gesellschaftlicher Würde, den Lebenszielen Ihres Partners und der wahren Liebe, dann dürfen Sie sich auf eine Enttäuschung gefaßt machen. Der Mißerfolg auf einem Sektor kann den Mißerfolg des ganzen Lebens mit sich bringen.
Mein Ratschlag ist so simpel wie die empfohlene Handlung: Fangen Sie am Anfang an. Absolvieren Sie die Grundausbildung. Sie können sie nachher nach Belieben ausschmücken mit erweitertem Bewußtsein und zwischenmenschlichen Beziehungen. Das Ziel der Sexakupunktur ist, daß Ihr Geschlechtsleben in Ordnung kommt. Ihr Leben können Sie dann später in Ordnung bringen.

3. *Sexuelle Probleme des Mannes*

Vermutlich kennen Sie den Satz: Sex ist eine Sache des Kopfes. Das ist natürlich eine Vereinfachung, im Grunde genommen trifft es aber zu. Einen großen Teil der Lust, die wir erleben, beschwören wir selber herauf.

Auch das Gegenteil ist wahr: Ein großer und wesentlicher Teil unserer Empfindungen hängt von der körperlichen Gesundheit ab. Wir sind enorm komplizierte biophysikalische Fabriken, und wenn unsere organischen Servomechanismen nicht mehr in Ordnung sind, beginnt es zu hapern. Unsere Organe funktionieren dann nicht mehr richtig. Dies gilt zwiefach für die Geschlechtsorgane.

Wenn die Sexualität nicht mehr funktioniert, kann eine körperliche Störung das Hindernis sein. Da wie gesagt der Fehler beim Körper liegen kann, müssen also zuerst die medizinischen Aspekte gründlich erforscht werden.

Die Ärzte wissen, daß viele körperliche Krankheiten den Geschlechtsapparat beeinflussen können. Tatsächlich gibt es nur wenige Krankheiten, die nicht in irgendeiner Weise sexuelle Aktivitäten und Fähigkeiten beeinträchtigen. Hier folgen nur einige der Fragen, die Frauen und Männer uns betreffend des Einflusses körperlicher Krankheiten auf das sexuelle Wohlbefinden gestellt haben.

F: *Wie merke ich denn überhaupt, daß ich unter solchen Störungen leide?*
A: Wenn Sie glauben, welche zu haben, sollten Sie sich darum kümmern. Es ist die alte Geschichte mit der Maus im Haus: Wenn man glaubt, eine gesehen zu haben, hat man vermutlich auch eine gesehen. Wenn entweder Sie oder Ihr Partner mit dem Geschlechtsverkehr nicht zufrieden sind, dürfte es bei einem von beiden liegen.

F: *Sind die meisten sexuellen Probleme körperlichen Ursprungs?*
A: Nein. In einem Bericht über die Arbeit von Dr. Morton Golden, dem Leiter des Ausbildungsprogramms der Medizinischen Gesellschaft zur psychiatrischen Ausbildung der Ärzte von Kings County in New York heißt es, daß nur ungefähr ein Prozent der sexuellen Störungen des Mannes, wie zum Beispiel Impotenz, physiologischen Ursprungs sind. In diese Kategorie fallen schwere Zuckerkrankheit, Schädigung des Zentralnervensystems, Geburtsschäden, vererbte oder durch Unfall bedingte Mißbildung der Genitalien. Das heißt also: Die Fälle, bei denen der Grund der sexuellen Unfähigkeit körperlicher Natur ist, sind selten.

F: *Können Sie mir einige Beispiele nennen?*
A: Nehmen wir als erstes anatomische Defekte. Diese können vererbt sein (sie sind bei der Geburt oder im vorgeburtlichen Stadium entstanden) oder sie können erworben sein. Der Grund kann ein Unfall sein oder die Nebenwirkung eines Medikaments, wie zum Beispiel Talidomid. Ob Sie es glauben oder nicht: ver-

erbte Mißbildungen, besonders geringerer Art, kommen recht häufig vor.
Übrigens: Der am häufigsten vorkommende Defekt in dieser Zone hat keinen Einfluß auf die sexuelle Leistungsfähigkeit. Viele Männer kommen mit den Hoden in der Bauchhöhle zur Welt. Der Descebsus, das Herabsteigen der Hoden, hat nicht stattgefunden. Man nennt das *Kryptorchismus.* Es ist in der Regel nur dann ein Problem, wenn der Patient eins daraus macht.

F: *Welche schwerwiegenden Geburtsschäden, die dic sexuelle Leistungsfähigkeit beeinträchtigen oder verunmöglichen, gibt es noch?*
A: Frauen ohne Vagina, und Männer, die nur mit einem rudimentären Penis ausgerüstet sind, kommen nicht nur in medizinischen Fachbüchern vor. Zwar sind solche Fälle selten, aber es gibt sie. Da die Wiederherstellungschirurgie aber große Fortschritte gemacht hat, kann diesen Unglücklichen geholfen werden.

F: *Gibt es wirklich Hermaphroditen?*
A: Ja, die gibt es. Es gibt Menschen, die mit den körperlichen Merkmalen beider Geschlechter zur Welt kommen. Während der ersten sechs Wochen im Uterus sind alle Föten Hermaphroditen. Diese Fälle liegen aber außerhalb des Rahmens dieses Buches.

F: *Brauchen Menschen mit solch schrecklichen Verunstaltungen keine Hilfe?*
A: Selbstverständlich. Aber diese Dinge können mit Sexakupunktur nicht behandelt werden. Außerdem

dürften sich die Betroffenen über ihren Zustand fast immer im klaren sein, und es ist anzunehmen, daß jeder von ihnen im Verlaufe seines Lebens einmal einen Arzt aufgesucht hat.
Wir haben es hier mit der viel größeren Zahl von Leuten zu tun, die vielleicht gar nicht wissen, daß eine körperliche Störung sie hindert, ihre sexuellen Beziehungen zu genießen. Es ist im allgemeinen möglich, die verborgenen körperlichen Leiden zu heilen oder zu lindern, so daß das Geschlechtsleben des Patienten wieder funktioniert.

F: *Das hört sich an, als glaubten Sie, Sex sei zu 99 Prozent eine emotionelle Angelegenheit und die körperliche Seite spiele keine Rolle.*
A: Ganz und gar nicht. Ich muß da jedoch unterscheiden. Eine große Zahl körperlicher Faktoren ist nicht *direkt* sexueller Natur, kann aber trotzdem einen großen Einfluß auf die Fähigkeit zum Geschlechtsverkehr oder zu dessen Genuß ausüben. Mit anderen Worten: es gibt keine direkte Verbindung zwischen Ursache und Wirkung.
Aus diesem Grund ist es äußerst wichtig, daß der Arzt zuerst die peripheren Faktoren, die Ihren Sexualgenuß verringern oder verunmöglichen, ausfindig macht und behandelt.

F: *Wie trennen Sie die direkten von den indirekten Ursachen der sexuellen Störungen?*
A: Die Sache ist nicht so einfach. Lassen Sie mich drei Kategorien aufstellen, die ich in diesem Buch zur Charakterisierung sexueller Störungen verwenden werde:

Direkte körperliche Ursachen: Zu dieser Gruppe gehören körperliche Leiden, die unmittelbar sexuelle Störungen verursachen. Zum Beispiel: Eine Deformation Ihres Penis verhindert den normalen Geschlechtsverkehr. Ursache und Wirkung liegen auf der Hand. Sie würden vermutlich mit einem normalen Penis einen normalen Geschlechtsverkehr ausüben können.

Indirekte körperliche Ursachen: Die Störungen dieser Gruppe liegen auf einer anderen Ebene. Es sind keine direkten Ursachen wie die Störungen in der ersten Kategorie, aber auch sie beeinträchtigen die sexuellen Fähigkeiten. Wir befassen uns in diesem Kapitel vor allem mit diesem Spezialgebiet peripherer Störungen.

Direkte sexuelle Störungen: Hier nun finden wir die Störungen, die trotz Fehlens oder Heilung körperlicher Beschwerden weiterbestehen. In diese Kategorie fallen Frigidität, Impotenz und schwacher Geschlechtstrieb. Das Kapitel 5 befaßt sich ausführlich mit diesen Problemen.

In diesem Kapitel hier behandeln wir vor allem die *peripheren* körperlichen Störungen, die den sexuellen Genuß mindern. Zum großen Teil müssen sie zuerst diagnostiziert und behandelt werden, bevor die Sexakupunktur angewendet werden kann.

F: *Können Sie ein Beispiel nennen?*

A: Hier ist eines, das häufig vorkommt. Ein Zustand, der heutzutage bei Frauen und Männern häufig auftritt, ist die Hypoglykämie, das ist ein abnorm geringer Zuckergehalt des Blutes. Die Symptome dieses Leidens sind Lustlosigkeit, Irritiertheit, chronische Müdigkeit, manchmal sogar eine leichte Verrücktheit.

Man hat keine Energie und schläft viel – der Geschlechtstrieb ist entsprechend.
Hypoglykämie ist keine sexuelle Störung, macht sich aber überall bemerkbar. Bevor Sie nun etwas gegen Ihren schwachen Geschlechtstrieb unternehmen können, müssen Sie die Hypoglykämie behandeln.

F: *Wenn ich ein Leiden habe, das mein Geschlechtsleben beeinträchtigt, kann ich da nicht selber etwas dagegen unternehmen?*
A: Sicher können Sie sich auf mehrere Arten selber behandeln. Vielleicht geht es Ihnen schon besser, wenn Sie weniger arbeiten oder weniger ausgehen, aber auch wenn es Ihnen gelingt, sich selber rasch zu kurieren, kann ein Gang zum Arzt nie schaden. Er ist am besten qualifiziert, die Ursache des Leidens festzustellen und die richtige Behandlung vorzuschlagen. Selbstbehandlung ist eigentlich nur dann gut, wenn sie der Arzt verschreibt.

F: *Welche Leiden erfordern ärztliche Behandlung?*
A: Die Liste ist sehr, sehr lang. Ich will nur einige nennen. Am besten fange ich wohl bei den Blutkrankheiten an. In diese Kategorie gehören viele Leiden, die die Quantität oder die Qualität des Blutes betreffen. Die meisten Leute kennen die Anämie, wenn auch nur dem Namen nach, das ist eine ziemlich weit verbreitete Krankheit.

F: *Woher kommt Anämie?*
A: Oft von einem Eisen- oder Hämoglobinmangel im Blut. (Hämoglobin ist das Pigment, das den Sauerstoff transportiert.)

F: *Sind denn nicht viele Leute ein wenig anämisch?*
A: Sicher, aber wir reden hier nicht von geringfügigen Schwankungen. Die beeinflussen nämlich die sexuelle Begierde oder Leistung kaum. Andererseits verschwindet natürlich das sexuelle Begehren, sobald die Anämie einen gewissen Grad erreicht hat. Ein Großteil der Bevölkerung leidet an einer leichten Form von Anämie, ohne davon etwas zu wissen.
Mit Sichelzellenanämie oder perniziöser Anämie ist hingegen nicht zu spaßen. Jedes Leiden, das eine merkliche Veränderung des Blutes oder eine Minderung der Blutfülle zur Folge hat, macht Sie automatisch liebesdienstuntauglich, und Sie sollten sofort einen Arzt aufsuchen, weil es lebensgefährlich werden kann.

F: *Und wie steht es bei den Nervenleiden?*
A: Die müssen Sie natürlich auch behandeln lassen. Ein intaktes Nervensystem ist die Voraussetzung für ein intaktes Geschlechtsleben. Nervöse Zustände können Ihrem Sexualtrieb und Ihrer sexuellen Befriedigung ganz schön in die Quere kommen. Der Grund ist ganz simpel: Einige Nervenleiden reizen ernsthaft die Plexusse (die Nervenstränge oder Nervenleitungen), die die frohe Botschaft vom Gehirn zu den Genitalien leiten. Diese verstehen dann nicht mehr, was jenes sagt, und Ihr Körper kann demzufolge nicht das tun, was Sie gerne tun möchten.

F: *Gilt das für sämtliche Nervenleiden?*
A: Natürlich nicht. Aber das Herausfinden der gestörten Nervenbahnen und ihre Behandlung erfordert eine komplizierte neurologische Untersuchung.

F: *Was heißt das?*
A: Vermutlich kennen Sie eine solche Untersuchung schon aus eigener Erfahrung. Der Arzt verlangt von Ihnen eine Reihe von scheinbar sinnlosen Handlungen, zum Beispiel mit geschlossenen Augen die Nase mit dem Zeigefinger zu treffen oder auf einem Bein zu stehen. Vielleicht sticht er Sie auch an verschiedenen Stellen mit einer Nadel und fragt Sie, ob Sie überall dasselbe spüren. Diese scheinbar sinnlosen Handlungen sind jedoch eine ganz präzise Untersuchung Ihres Nervensystems.

F: *Könnten Sie mir noch einige andere Störungen des Nervensystems nennen?*
A: Hier haben Sie eine unvollständige Liste verschiedener Arten:
Spina bifida: Eine anatomische Mißbildung, ein Geburtsfehler, bei der das untere Ende der Wirbelsäule geteilt ist.
Tabes dorsalis: Rückenmarkschwindsucht, eine durch Bakterien bewirkte Infektionskrankheit, die insidiös das Nervengewebe des Rückenmarks zerstört.
Parkinsonsche Krankheit: Auch Schüttellähmung genannt. Hier wird neben anderem die Muskelkoordination beeinträchtigt.
Multiple Sklerose, Lateralsklerose, Periphere Neuropathie: Bei diesen Krankheiten werden Teile des Nervengewebes systematisch zerstört.
Viele dieser Leiden, die sich unbemerkt und langsam entwickeln, setzen die sexuelle Leistungsfähigkeit herab, besonders dann, wenn der untere Teil des Rückenmarks davon betroffen wird. Es gibt noch viele Möglichkeiten, und nur Ihr Arzt kann Ihnen sa-

gen, welche auszuschließen und welche genauer zu untersuchen sind. Vielleicht wird er auch nach anderen, hier nicht erwähnten Leiden forschen.
Paradoxerweise verstärken einige Nervenleiden den Geschlechtstrieb. Das ist dann alles andere als lustig: der zwanghaft verstärkte sexuelle Wunsch bleibt infolge eines ungenügenden sexuellen Potentials unerfüllt. Anders gesagt: Man möchte schrecklich gern, aber man kann nicht.

F: *Welche Organe können mir denn noch in mein Geschlechtsleben hineinreden?*
A: Zum Beispiel die Drüsen. Drüsenkrankheiten sind oft die Ursache sexueller Störungen. Der Zusammenhang ist ganz logisch: Ein großer Teil der sexuellen Entwicklung und der sexuellen Stimulation hängt von Drüsen ab, den Nebennieren, den Schilddrüsen, dem Hirnanhang. Eine genaue Untersuchung dieser Organe ist ein wesentlicher Teil der Aufdeckung körperlicher Ursachen. Die vollständige Untersuchung schließt eine Reihe von Prozeduren ein, die ein «Drüsen-Profil» ergeben. Damit hat der Arzt ein komplettes Bild.

F: *Was gibt's denn noch?*
A: Es gäbe noch vieles. Wie ich schon gesagt habe, ist die Liste sehr lang. Sie dürfen jetzt aber nicht glauben, daß alle diese Krankheiten Ihrer harren. Der menschliche Körper ist sehr kompliziert. Vieles kann schiefgehen. Es ist Aufgabe des Arztes, herauszufinden, wo es hapert.
Zu Ihrer Beruhigung: Die meisten Krankheiten bleiben den meisten Menschen erspart.

F: *Wirkt sich die Zuckerkrankheit auf die sexuelle Leistungsfähigkeit aus?*
A: Ja. Nicht nur das, sie ist ein verursachender Faktor bei einem großen Teil der männlichen Bevölkerung. Schätzungsweise haben zwischen zwanzig und sechzig Prozent aller Diabetiker Potenzschwierigkeiten. Am stärksten sind die über Vierzigjährigen betroffen, die seit einigen Jahren an Diabetes leiden.

F: *Was geschieht bei den Zuckerkranken?*
A: In manchen Fällen entwickelt sich die Impotenz schrittweise. Die Potenz des Patienten serbelt im Verlauf von ein, zwei Jahren ab: Am Anfang hat er hie und da Schwierigkeiten, eine steife Erektion zu bekommen, am Schluß bekommt er gar keine mehr.

F: *Wie kommt das?*
A: Es findet eine zunehmende Zerstörung der Nerven statt, die die Arterien des Penis kontrollieren. Geschieht dies, dann können sich die Gefäße nicht mehr mit Blut füllen. Da dieser Blutandrang die Erektion bewirkt, ist der Mann ohne ihn impotent.

F: *Aber warum geschieht das?*
A: Das ist eines der ungeklärten medizinischen Rätsel. Wir wissen nicht, warum der Diabetes die Nerven in dieser speziellen Art zerstört, wir wissen bloß, daß das auf irgendeine Weise mit anderen Symptomen peripherer Neuropathie zusammenhängt.

F: *Geschieht das bei allen Diabetikern?*
A: Nein, und auch das ist ein Rätsel. Einige Diabetiker bleiben ganz oder doch teilweise potent. Wir kön-

nen nicht sagen, warum sich diese Krankheit bei den einen auf die Potenz schlägt und bei den andern nicht. Manche Ärzte sind der Meinung, daß die sexuelle Erschöpfung zum Teil psychologisch bedingt ist, und es werden diesbezüglich Untersuchungen gemacht.

F: *Kann die Sexakupunktur den Zuckerkranken helfen?*
A: Es gibt Berichte aus China und Prag, die behaupten, daß Diabetiker erfolgreich mit Akupunktur behandelt worden seien, aber aus unserem Land kenne ich keine Beobachtungen oder Erfahrungen.
Es ist ja so, daß die Sexakupunktur ein Tonikum ist. Sie stimuliert den Körper und läßt ihn besser reagieren. Es ist möglich, daß dadurch das Nachlassen der sexuellen Fähigkeiten bei den Zuckerkranken hinausgeschoben wird. Aber das ist nur eine Vermutung. Vielleicht werden einige der Forschungsprogramme, die jetzt im Gange sind, ein wirksames Mittel entdecken, um die Impotenz aufzuschieben oder gar nicht aufkommen zu lassen. Der neurologische Zusammenhang zwischen Diabetes und Impotenz ist erst unlängst entdeckt worden. Professor Dr. Max Ellenberg, Dozent an der medizinischen Fakultät der Mount Sinai Universität in New York, hat vor einigen Jahren darüber berichtet. Seine Forschungsarbeit sowie auch die Untersuchungen anderer Forscher auf diesem Gebiet, sondieren das Problem weiter.

F: *Ziegenpeter soll ebenfalls sexuelle Störungen verursachen? Ist das wahr oder ein Märchen?*
A: Es ist wahr. Aber nicht in allen Fällen und nicht

bei jedermann. Mumps affiziert Hoden und Nebenhoden, was die Sexualkraft schwächt und auch Unfruchtbarkeit verursachen kann.

F: *Wie steht's mit dem Alkohol?*
A: Das ist eine Frage des Quantums. Da Alkohol langsam aber sicher müde macht, wird ein Schluck Ihnen zuerst einmal Mut einflößen. Das kommt daher, daß der Alkohol das Über-Ich im Hirn einschläfert. Das heißt: Sie fühlen sich dann weniger gehemmt. Aber wenn Sie weitertrinken, wird aus der Gelöstheit und Umgänglichkeit Unvermögen. Das Endresultat kann Impotenz sein. Eine andere potentielle Gefahr ist viel häufiger. Wenn der Alkoholspiegel im Blut so hoch ist, daß sie ihren Schwanz nicht mehr hochbringen, haben viele Männer die Tendenz, sich den Ärger darüber mit einem zusätzlichen Glas hinunterzuspülen. Dadurch steigen ihre Chancen im Bett natürlich keineswegs, und nun versaufen sie sich den Liebeskummer, ertränken ihre Potenzängste und sind dadurch schon im Teufelskreis gefangen.

F: *Was gibt's denn noch für Störfaktoren?*
A: Kastration zum Beispiel.

F: *Das ist ja offensichtlich, nicht wahr?*
A: Nicht ganz so offensichtlich, wie Sie vielleicht denken. Abgesehen von chirurgischen Eingriffen und Unfällen kann die Ursache auch eine Bestrahlung oder Hormonstörung sein. Übrigens verschwindet die Potenz nicht immer bei der Kastration. So paradox es erscheinen mag, es sind doch manche Männer nach der Kastration mehr oder minder potent.

F: *Was steht noch auf der Liste?*
A: Hodenwasserbruch oder Zysten des urogenitalen Systems. Sie kommen aber selten vor.

F: *Ich habe in diesem Jahr schon mehrmals die Grippe gehabt. Nun habe ich festgestellt, daß ich sexuell ganz und gar nicht mehr auf dem Posten bin. Könnte die Grippe die Ursache sein?*
A: Sehr wohl. Die meisten Grippearten, die die oberen Atemwege und das Magen-Darm-System angreifen, schwächen den ganzen Organismus. Da der Geschlechtstrieb ein Teil Ihres Organismus ist, ist es unvermeidlich, daß Interesse und Leistung nachlassen.
Übrigens wissen die wenigsten Leute, wie lange die Nachwirkungen einer Grippe dauern können. Oft dauert es mehrere Wochen, bis der Körper sich erholt hat und wieder sein normales Tempo aufnehmen kann. Sie brauchen sich also keine Sorgen zu machen, wenn Ihr Körper nach einer Grippe etwas angeschlagen ist.
Dasselbe gilt übrigens auch für andere schwere Infektionskrankheiten.

F: *Wenn ich Diät halte, fällt mir auf, daß mein Geschlechtstrieb einer gewissen Gesetzmäßigkeit folgt. Zu Anfang der Diät bin ich sexuell aktiver, aber dann verliere ich langsam das Interesse am Sex. Warum geschieht das und was kann ich dagegen tun?*
A: Ich nehme an, daß Ihre Diät nicht ausgewogen genug ist oder Ihren Ernährungsbedarf nicht deckt. Man kann bei vielen Diäten Gewicht verlieren, oft aber um den Preis der Gesundheit. Darunter gehören

auch einige der sogenannten Modediäten, die nur wirken, weil sie den Körper in Unordnung bringen. Die Tatsache, daß Sie das Interesse am Sex verlieren, ist ein Hinweis, daß Sie die falsche Diät haben. Bevor Sie sich wieder einer Diät unterziehen, sollten Sie sich von Ihrem Arzt untersuchen lassen. Bitten Sie ihn dann, daß er eine Diät für Sie wählt, die einen ausgewogenen Nährwert enthält, der einen Energieabfall verhindert. Das Abnehmen geht dann langsamer vor sich, aber Sie werden schlank, ohne krank zu werden, und der sexuelle Appetit nimmt nicht ab.

F: *Seit ich ein Mittel gegen zu hohen Blutdruck nehme, schwindet mein Interesse am Sex. Meine Erregung geht über eine halbbatzige Erektion nicht hinaus, und die Funken sprühen nicht mehr wie früher.*
A: Bei manchen Leuten haben blutdrucksenkende Mittel die Nebenwirkung, daß der Geschlechtstrieb einschläft. In solchen Fällen sollte man sich vom Arzt ein anderes Medikament verschreiben lassen. Sie hätten sofort bei Ihrem Arzt nachfragen sollen. Geschlechtsverkehr ist ein wichtiges Entspannungsmittel. Ihr Arzt gönnt Ihnen ja nicht nur das sexuelle Vergnügen, er möchte auch, daß Sie von einem befriedigenden Geschlechtsleben den zusätzlichen Vorteil der Entspannung haben. Suchen Sie ihn schleunigst auf.

F: *Gibt es noch andere Medikamente, die die Begierde einschläfern?*
A: Ja. Die Liste der Medikamente, die diesen peinlichen Nebeneffekt haben, schließt Barbiturate, Narkotika, Antihistamine, anticholinergische Präparate,

weibliche Geschlechtshormone, Antiandrogene und Antidepressiva ein. Einige der zur Behandlung des Bluthochdrucks verwendeten Medikamente können teilweise Impotenz zur Folge haben, aber zweifelsohne stehen diesbezüglich die Tranquilizer an erster Stelle. Manche Menschen nehmen viel zuviel von diesen Beruhigungsmitteln.

Ich habe unlängst in einer Arbeit gelesen, daß fast 60 Prozent aller Männer, die ein bekanntes und oft verschriebenes Beruhigungsmittel nahmen, an irgendeiner sexuellen Störung leiden. Das ist eine niederschmetternde Statistik, besonders wenn man sich vor Augen hält, daß pro Jahr schätzungsweise eine Million Männer diese Droge schlucken. Hier haben wir es mit einer okkulten (verborgenen) Nebenwirkung eines Mittels zu tun, die den meisten Leuten nicht bewußt ist.

Von anderen Beruhigungsmitteln kennen wir ähnliche Nebenwirkungen, wenn sie auch nicht so stark sind. In ihrem Buch *The New Sex Therapy* zitiert Dr. Helen Singer-Kaplan Forschungsberichte, aus denen hervorgeht, daß Männer, die regelmäßig gewisse Tranquilizer einnehmen, sexuelle Schwierigkeiten haben. Doch die Tranquilizer haben noch einen weiteren, heimtückischen Nebeneffekt: Viele von ihnen stören nämlich das REM (Rapid Eye Movement – die schnellen Augenbewegungen während des Traumes). Nun wissen wir aber, daß das Träumen für die geistige Gesundheit äußerst wichtig ist. Ohne das REM bekommt der Mensch alle Arten von nervösen Störungen, bei Zerfahrenheit angefangen bis zu psychotischem Benehmen. Kein Wunder, daß bei einem solchen Stimulus der Geschlechtstrieb nachläßt.

F: *Wie steht es mit den sogenannten gesellschaftsfähigen Drogen?*
A: Wenn Sie Marihuana meinen, dann haben Sie da ja eine hübsche Bezeichnung gefunden. Die Akademie der Wissenschaften von New York hat unlängst bei einer Pressekonferenz verlauten lassen, daß das Rauchen von Marihuana keine feststellbaren schädlichen Wirkungen hat. Sie ist aufgrund der Arbeiten verschiedener Forschungsgruppen zu diesem Schluß gekommen. Andererseits kennen wir auch Arbeiten, die beweisen, daß die Droge schädlich ist. Solange Marihuana nicht legalisiert ist, kann ich es keinesfalls empfehlen.
Der dämpfende Effekt des Marihuana ist mit dem des Alkohols zu vergleichen. Es sind einige unwissenschaftliche Versuche gemacht worden über das Verhältnis der sexuellen Reaktionsfähigkeit von Leuten, die von Marihuana «high» und solchen, die «blau» waren. Es scheint da ein gewisser Zusammenhang zu bestehen, indem gewisse Hemmungen abgebaut und sinnliche Wahrnehmungen und Reaktionen verstärkt werden. Wenn das wahr ist, dürfte das Ergebnis nicht unangenehm sein.
Ich hoffe aber doch sehr, daß Sie Drogen wie z. B. Heroin nicht unter Ihre Klassifikation «gesellschaftsfähig» aufnehmen. Heroin gehört in eine ganz andere Kategorie.
Die harten Drogen sind sowohl für den Körper als auch für das Geschlechtsleben äußerst schädlich. Der, der Heroin nimmt, wird nicht nur garantiert süchtig, sondern auch garantiert impotent. Die Gleichgültigkeit des Süchtigen dem Sex gegenüber ist ein wohlbekanntes Phänomen.

F: *Letztes Jahr wurde ich operiert. Man hat mir die Prostata entfernt. Seither bin ich impotent. Kann man in meinem Fall noch etwas machen oder ist die Sache hoffnungslos?*
A: Das hängt davon ab, was in Ihrem Körper und in Ihrem Kopf noch übrig ist. Fast alle Männer, die eine Prostatektomie hinter sich haben, sind zeitweise impotent. Bei einer weniger radikalen Operation kann die sexuelle Potenz in vollem Umfang wiedererlangt werden. Übrigens behaupten einige Ärzte, daß viele Männer nur deshalb nach der Operation impotent seien, weil sie die Impotenz für eine unvermeidliche Folge des chirurgischen Eingriffs halten. Mit Ermutigung und richtiger Beratung können sie aber dazu gebracht werden, wieder eine sexuell aktive Rolle zu spielen.
Dieser automatische Verzicht auf Sex tritt oft auch nach irgendeinem anderen schweren chirurgischen Eingriff auf. Unbewußt hat der Patient ganz einfach das Gefühl, es sei seinem Körper so viel angetan worden, daß er sich gar nicht mehr getraut, sein früheres Geschlechtsleben wieder aufzunehmen. Dies ist besonders bei einer Lumbalanästhesie der Fall. Häufig wirkt das Narkosemittel nachteilig auf die Sexualität, und hier sind nun Sexakupunktur und Akupressur exzellente Stimulantien, die schon während der Rekonvaleszenz angewendet werden dürfen. Durch diese Technik wird das sexuelle Vergnügen verstärkt, mit dem Hintergedanken, daß der Patient seine noch vorhandene Potenz nicht übersehen kann. Hat er dann einmal den Beweis, daß die Operation seiner Manneskraft nicht geschadet hat, dann dürfte er sexuell wieder normal funktionieren.

F: *Gilt das auch bei der chronischen Prostatitis?*
A: Nein, überhaupt nicht. Das ist etwas ganz anderes. Das Problem der chronischen Prostatitis ist das der Drainage. Die angegriffenen Prostatakanäle können sich nicht richtig entleeren. Die Medizin behandelt dieses Leiden durch kräftige Prostatamassage. Wenn diese nichts hilft, wird ein chirurgischer Eingriff vorgenommen.
Indes verfügt der Körper über ein einmaliges Mittel, um die Prostatakanäle ohne äußere Hilfe zu entwässern. Der Vorgang heißt Geschlechtsverkehr. Nichts reinigt die Vorsteherdrüse besser als eine ganz normale, kräftige Ejakulation.

F: *Haben Sie noch etwas auf Ihrer Liste?*
A: Ja, aber gehen wir das schnell durch. Eine leichte Infektion der Prostata kann die sexuelle Reaktionsfähigkeit herabsetzen. Kinderlähmung schlägt sich auch auf das Erektionszentrum und verunmöglicht eine volle Erektion. Eine Hirnhautentzündung läßt in der Regel einen verminderten Geschlechtstrieb als Erinnerung zurück. Schwere Staphylokokkeninfektionen schrauben Begierde und Können stark herunter, die aber nach einer gewissen Erholungszeit wieder zurückkehren.

F: *Sind Störungen, die durch eine Krankheit verursacht werden, leicht zu behandeln?*
A: Das ist schwer zu sagen, denn es hängt ganz von der Störung ab. In vielen Fällen merkt weder der Patient noch der Arzt, daß eine Krankheit vorhanden ist. Der Patient merkt bloß, daß er sexuell nicht mehr leistungsfähig ist.

F: *Ich bin ganz verwirrt von dieser Antwort. Was kommt denn nun zuerst: die sexuelle Störung oder die Krankheit?*
A: Beides. Das geht so: Ein Patient ist unzufrieden mit seinem sexuellen Leistungsvermögen und konsultiert einen Arzt. Dessen Aufmerksamkeit richtet sich demzufolge zuerst auf die Genitalien, aber im Verlauf der körperlichen Untersuchung können Hinweise auf andere Störungen gefunden werden. Sind nun, wie das oft der Fall ist, die Genitalien in Ordnung, liegt der Schluß nahe, daß es sich um ein emotionelles Problem handelt. Das muß jedoch nicht sein. Es kann sich nämlich auch um eine sich hinter einer psychosomatischen Störung verbergende körperliche Krankheit handeln.

F: *Woran erkennt man denn typisch sexuelle Schwierigkeiten?*
A: In Anbetracht der Tatsache, daß sich sexuelle Schwierigkeiten in auffälliger Weise zu zeigen pflegen, ist es erstaunlich, wie lange viele Leute damit leben, bevor sie zu einem Arzt gehen. Seltener Geschlechtsverkehr ist im allgemeinen ein deutliches Zeichen. Das Bedürfnis nach immer bizarreren Reizen zur Erreichung der Befriedigung ist ebenfalls ein Warnzeichen. Von der sexuellen Erschöpfung zur Impotenz ist es dann nicht mehr weit.

F: *Gut. Aber gibt es nicht Paare, für die einmal pro Monat genug ist?*
A: Das sind die Ausnahmen. Als Regel gilt: Ein Mal pro Monat ist der Beweis, daß irgendwo ein sexuelles Problem verborgen ist.

F: *Ist unbefriedigender Geschlechtsverkehr ein Indikator?*
A: Das will ich meinen. Allerdings muß man das genauer definieren, was gar nicht so leicht ist, denn es gibt ja keinen Maßstab für befriedigenden Geschlechtsverkehr. Wenn er aber beide Partner unbefriedigt läßt, dann darf man vermuten, daß irgendwo eine sexuelle Störung steckt.

F: *Beim Geschlechtsverkehr mit meiner Frau verspüre ich manchmal während der Ejakulation einen schmerzhaften Krampf in den Hoden. Hat das irgendeine Bedeutung?*
A: Jeder körperliche Schmerz während des Geschlechtsverkehrs hat eine Bedeutung. Schmerz ist ziemlich sicher ein Zeichen, das auf sexuelle Problematik hindeutet. Der Koitus tut nämlich per definitionem nicht weh.

F: *Mein Mann scheint in letzter Zeit überhaupt kein Interesse mehr am Sex zu haben. Zwar ist er ein phantastischer Liebhaber, aber eigentlich langweilt ihn die Sache, und er findet es die Mühe nicht wert. Ich glaube nicht, daß er an einer andern interessiert ist, aber ich habe das Gefühl, daß er an mir auch nicht mehr interessiert ist.*
A: Sie haben eben das Visier justiert auf ein weiteres mögliches Anzeichen eines sexuellen Problems. Natürlich ist der Geschlechtsverkehr zwischen langverheirateten Paaren nicht mehr von der Weißglut von dazumal, und das Desinteresse Ihres Mannes kann ganz einfach Langeweile sein, aber auch diese kann auf ein sexuelles Problem hinweisen.

F: *Ich möchte nicht behaupten, daß mein Mann ein sexuelles Problem hat, das Problem ist bloß, daß er immer schläft. Gleich nach dem Abendessen beginnt er zu dösen, vor dem Fernseher schläft er ein, und dann schleicht er sich allein ins Bett. Sein Geschlechtstrieb scheint langsam aber sicher zu verschwinden. Wir sind beide erst anfang Vierzig.*
A: Die von Ihnen beschriebene Müdigkeit kann verschiedene Ursachen haben, zum Beispiel niedrigen Blutzuckergehalt, berufsbedingte Spannungen, aber auch eine sexuelle Störung. Auf jeden Fall sollte der Sache nachgegangen werden.

F: *Ich bin immer müde, und es fehlen mir Elan und Schwung von früher. Sogar zum Geschlechtsverkehr bin ich zu müde.*
A: Das tönt so, als könnten Sie Hypoglykämie haben, von der wir oben gesprochen haben. Ihr Arzt könnte einen Glukose-Toleranz-Test machen, um das herauszufinden. In diesem Fall ist die Behandlung relativ einfach. Er wird Ihnen eine Diät verordnen; kein Zucker mehr, relativ wenig Kohlehydrate und viel Protein. Sie werden auch auf Koffein verzichten müssen. Aber schon nach einer Woche werden Ihre Kräfte zurückkehren.

F: *Ich kann es nicht genau sagen, aber ich habe geringfügige Magenbeschwerden, Unterleibsschmerzen, Brechreiz und Verdauungsstörungen. Meine Frau behauptet, ich würde diese Unpäßlichkeiten nur vorschieben, um nicht mit ihr schlafen zu müssen.*
A: Es besteht natürlich die Möglichkeit, daß Ihre Frau recht hat. Aber es kann ebensogut sein, daß eine

körperliche Krankheit die Symptome verursacht. Und dann gibt es noch eine Möglichkeit: Sexuelle Störungen können sich durchaus als Magen- und Darmbeschwerden manifestieren, und vielleicht haben Sie wirklich ein sexuelles Problem.

F: *Kann Alkoholismus Impotenz verursachen?*
A: Andauernder starker Alkoholkonsum kann leicht zu Impotenz führen, entweder schon während der «Bierreise» oder dann während des Katzenjammers. Es geht aber auch andersherum: Ein grundlegendes sexuelles Problem kann zu einem solchen Gefühlssturm führen, daß der Ärmste keinen andern Ausweg sieht, als sich mit der Flasche zu trösten.

F: *In letzter Zeit bemerkte ich Blut in meinem Urin. Was bedeutet das? Normalerweise passiert es nach dem Geschlechtsverkehr. Ist es gefährlich?*
A: Man sollte allen Blutspuren nachgehen. Es kann aus verschiedenen Gründen bluten. Es besteht die Möglichkeit eines Nierentumors, vielleicht ist es aber auch nur eine leichte Harnröhrenentzündung oder etwas Harngrieß. Gehen Sie auf jeden Fall sofort zum Urologen.

F: *In den letzten Jahren habe ich sehr zugenommen. Das zusätzliche Gewicht bremst mich zwar nicht sehr, aber ich muß doch zugeben, daß mein Geschlechtstrieb nachgelassen hat. Glauben Sie, daß da ein Zusammenhang besteht. Ich habe etwa 80 Pfund Übergewicht.*
A: Natürlich spielt Ihr Gewicht eine Rolle. Heben Sie einmal zwei Koffer von je 40 Pfund und schauen Sie,

wie schnell Sie damit rennen können. Das überflüssige Fett, das Sie mit sich herumschleppen, frißt Energien, die Sie auf Liebespfaden wandelnd besser verwenden könnten. Gehen Sie zum Arzt und lassen Sie sich eine Diät mit wenig Kalorien verschreiben.

F: *Kann die Akupunktur nicht helfen, das Gewicht zu kontrollieren?*
A: Ja, das kann sie sehr gut. Sie hat sich bei der Behandlung von Fettleibigkeit als äußerst wirksam erwiesen. Dieses Buch befaßt sich aber ausschließlich mit Sexakupunktur und ein Eingehen auf Ihre Problematik würde den Rahmen sprengen. Da Sie das Thema aber nun einmal angetippt haben: Versuchen Sie es getrost mit Akupunktur.

F: *Wie funktioniert es?*
A: Der Arzt wird mit ganz kleinen Nadeln, sogenannten «Druck»-Nadeln, gewisse Punkte Ihres Ohrs stechen. Er wird zwei bis drei Nadeln verwenden.

F: *Wie sehen sie aus?*
A: Sie ähneln winzigen Reißnägeln, etwa einen halben Millimeter lang.

F: *Wie setzt der Arzt die Nadeln an?*
A: Er drückt Sie ganz einfach an den richtigen Stellen des Ohres hinein. Hierauf befestigt er sie mit einer durchsichtigen Flüssigkeit.

F: *Tut es weh?*
A: Nein. Sie spüren nur etwas, wenn das Ding die Haut durchdringt.

F: *Wie kann ein Reißnagel im Ohr mich vom Essen abhalten?*
A: Ein Hauptnervensystem Ihres Körpers ist bekanntlich der Vagus, der sich zwar tief im Innern befindet, aber am Ohr ganz nahe an die Oberfläche kommt. Die Nadel, die der Arzt dort hineinsteckt, stellt den Kontakt mit diesem Nervensystem her.

F: *Dann unterdrückt also diese Nadel Hungergefühle?*
A: Ja, aber Sie müssen mithelfen. Wenn Sie Hunger haben, ziehen Sie einfach an Ihrem Ohrläppchen. Dies aktiviert die Nadel, die via Vagus das Signal «Ruhe» zum Magen hinunterschickt. Wenn Sie jetzt einige Minuten warten, wird das Hungergefühl verschwinden. Die Sache verlangt Selbstkontrolle und Disziplin, aber mit Hilfe der Akupunktur verlieren Sie Ihre Pfunde leichter.
Übrigens: Es gibt eine neue Art von Nadeln, genannt Z-Pfeile, die neuestens von den Akupunkteuren verwendet werden. Das kleine Ding ist fast nicht zu sehen und haftet von selber.

F: *Ich habe Hämorrhoiden. Obschon ich sie seit einem Jahr zu ignorieren versuche, werden sie immer schmerzhafter und lästiger. Es ist mir aufgefallen, daß mein Interesse am Sex seitdem nachgelassen hat.*
A: Das überrascht mich gar nicht. Jeder konstante Schmerz nimmt die Lust an der Liebe. Weil die Hämorrhoiden sehr dicht bei den Genitalien liegen, ist die negative Wirkung noch viel stärker. Gehen Sie unbedingt zu einem Arzt und lassen Sie sich behandeln.

F: *Kann die Akupunktur nicht helfen?*
A: Doch. Einige Ärzte haben bei der Behandlung von Hämorrhoiden durch Akupunktur verhältnismäßig gute Erfolge erzielt. Überraschenderweise sprechen schwere Fälle besser auf die Behandlung an als leichte. Einer der besten Punkte befindet sich auf Ihrem Scheitel. Ein anderer in der Nähe des Afters. Zusätzlich kann der Arzt noch weitere Punkte an den Händen und Beinen stechen. Da diese Behandlung weit weniger schmerzhaft ist als eine Operation, lohnt es sich, die Akupunktur zuerst zu versuchen.

F: *Mein Arzt hat bei mir eine chronische leichte Infektion der Vorsteherdrüse diagnostiziert. Wird das meine sexuelle Leistungsfähigkeit beeinflussen?*
A: Normalerweise schon, aber es besteht kein Grund zur Verzweiflung. Das Leiden kann mit Antibiotika, Massagen, Sitzbädern und allgemeiner Harnröhren-Hygiene erfolgreich behandelt werden.
Fast alle schweren Infektionskrankheiten verlangen ihren Tribut vom Sex. Beachten Sie sorgfältig die Ihnen vom Arzt verschriebene Diät. Gönnen Sie sich soviel Ruhe wie möglich. Schwere Infektionskrankheiten schwächen den Organismus in der Regel sehr, und die Rekonvaleszenz dauert lange. Auch hier kann die Akupunktur manchmal helfen.

F: *Je länger je mehr habe ich beim Wasserlassen Beschwerden. Ich bin jetzt 56, und das dauert schon ein ganzes Jahr. Ich brauche wohl kaum hervorzuheben, daß mich Sex nur noch mäßig interessiert.*
A: Sie hätten sich viel früher behandeln lassen sollen. Die Behandlung wäre relativ einfach gewesen. Der

Arzt wird vermutlich eine teilweise Blockierung der Harnröhre, eine Striktur, feststellen. Die Wirksamkeit der Behandlung hängt ab von Ursache und Schwere der Striktur. Gehen Sie sofort zum Arzt.

F: *Nachdem Sie von allen diesen Krankheiten gesprochen haben, habe ich den Eindruck, reif zu sein für den Schrottplatz.*
A: Machen Sie sich keine Sorgen. Der Laie, der von Krankheiten hört, glaubt immer gleich, daß sie alle wie ein Damoklesschwert über seinem Haupte hängen. Vergessen Sie aber nicht, daß die Liste der Dinge, die bei Ihnen ganz in Ordnung sind, bedeutend länger ist.
Die von mir beschriebenen Krankheiten sind nur Möglichkeiten. Sie werden kaum irgendeine dieser Krankheiten haben, und Ihr Arzt wird Sie höchstwahrscheinlich o.B. entlassen.

F: *Kann die Akupunktur die von Ihnen erwähnten Leiden beheben?*
A: Manchmal, in manchen Fällen. Es liegt jedoch an Ihrem Arzt, die Diagnose zu stellen und die Behandlung zu bestimmen. Je nach Krankheit und behandelndem Arzt wird die Akupunktur dann angewendet oder nicht.
Im übrigen ist die Behandlungsmethode nicht so wichtig wie die Tatsache, daß Ihr Leiden diagnostiziert und behandelt wird. Zuerst einmal müssen die peripheren Krankheitszustände behoben werden. Erst dann kann die Akupunktur wirksam werden. Kurieren Sie also erst Ihre körperlichen Krankheiten. Dann hat die Sexakupunktur alle Chancen.

4. Sexuelle Störungen bei der Frau

In diesem Kapitel werden wir wie im vorhergehenden die körperlichen Störungen behandeln, die das Geschlechtsleben beeinflussen, und hierauf Antworten geben auf jene Fragen, die die weiblichen Patienten uns am häufigsten stellen. Auch Frauen leiden unter peripheren Krankheiten, die indirekt Einfluß auf die Sexualität haben. Und diese Krankheiten können auch bei Frauen am besten in drei Kategorien unterteilt werden:

Direkte körperliche Ursachen: Hier ist der Kausalzusammenhang zwischen Krankheit und gestörter Sexualfunktion klar ersichtlich. Diesen unglücklichen Frauen bleibt der Geschlechtsverkehr verwehrt. Es handelt sich in der Regel um organische oder anatomische Hindernisse.

Indirekte körperliche Ursachen: Diese behindern zwar den Geschlechtsverkehr nicht direkt, aber der indirekte Effekt kann niederschmetternd sein. Zu einem großen Teil bewirken diese Krankheiten Störungen im Intimbereich. z. B. schmerzhaften Geschlechtsverkehr, Pilzinfektionen, Menstruationsstörungen und so weiter.

Direkte sexuelle Störungen: Zu dieser Gruppe gehören Frigidität, schwacher Geschlechtstrieb, Unfähigkeit zum Orgasmus und ähnliche Zustände, die wir genauer im Kapitel 5 behandeln.

In diesem Kapitel behandeln wir fast ausschließlich Krankheiten der zweiten Kategorie. Keine dieser drei Kategorien ist übrigens absolut. Gewisse Überschneidungen kommen vor. In gewissen Fällen ist das Klassifizieren etwas Willkürliches, aber wir versuchen durch diese Kategorien die sexuellen Leiden der Frau zum Zwecke einer vernünftigen Diskussion sinngemäß einzuteilen.

F: *Meine Frage betrifft vermutlich die erste Gruppe. Vor drei Jahren hatte meine Schwester eine Beckenoperation, und seither beschwert sie sich darüber, daß ihr der Geschlechtsverkehr keine Freude mehr mache. Handelt es sich hier um einen Einzelfall?*
A: Leider ist das kein Einzelfall. Laut einer Umfrage leiden Frauen mit Beckenoperationen fünf Mal häufiger unter sexuellen Störungen als andere.

F: *Kann die Sexakupunktur diesen Frauen helfen?*
A: Ich kann hier keine allgemeingültige Antwort geben. Man kann nur von Fall zu Fall entscheiden. Wir kennen keine Akupunkturpunkte, die speziell geeignet wären, durch Beckenoperationen bewirkte sexuelle Störungen zu beheben. Hingegen ist es vermutlich möglich, durch ein Stimulieren der sexuellen Erregungsfähigkeit der Frau zu helfen, mit dem Problem fertig zu werden. Es besteht also wie Sie sehen eine Möglichkeit, aber eine Garantie gibt es nicht.

F: *Gehören Geburtsschäden mit in die genannte Kategorie?*
A: Zum großen Teil schon, zumindest was die Sexakupunktur anbelangt. Wir haben es hier mit ähnli-

chen Problemen zu tun, wie wir sie im vorhergehenden Kapitel über die sexuellen Störungen bei Männern besprochen haben. Defekte dieser Art müssen gründlich diagnostiziert werden, bevor an eine Behandlung überhaupt nur gedacht werden kann. Da sie in der Regel außerhalb des Bereichs der Akupunktur liegen, liegen sie auch außerhalb des Rahmens dieses Buches.

F: *Kommen nicht einige der schon erwähnten, die Männer betreffenden Krankheiten auch bei Frauen vor?*
A: Ja. Es kann deshalb gar nichts schaden, wenn Sie nochmals zurückblättern. Hypoglykämie, Erschöpfung, nervöse Spannungen etc. kommen bei beiden Geschlechtern vor.

F: *Ich bin seit fast zwei Jahren verheiratet. Vom ersten Tag an hat mir der Geschlechtsverkehr Schmerzen bereitet. Zwar hat mir jedermann gesagt, daß sich das mit der Zeit geben würde, aber das ist nicht wahr. Mir tut der Geschlechtsverkehr jedesmal weh.*
A: Ihr Leiden hat den schönen Namen Dyspareunie. Das Wort kommt aus dem Griechischen und bedeutet «schlecht gepaart». In Wirklichkeit sind die Gründe wesentlich komplizierter. Es wird Sie beruhigen, zu erfahren, daß in vielen Fällen eine körperliche Ursache dahintersteckt. Hier kann nur eine Untersuchung Sicherheit bringen. Die Schmerzen könnten von einem noch intakten Hymen stammen, von Infektionen, die seit Jahren latent vorhanden gewesen und unbemerkt geblieben sind, oder auch von verschiedenen Arten von Geburtsschäden.

F: *Kann die Sexakupunktur hier helfen?*
A: Das kommt darauf an. Wenn die Ursache eine körperliche Störung ist, muß diese zuerst beseitigt werden. Dauert nach der Heilung der Schmerz weiter an, müssen wir nach anderen Faktoren suchen. In diesem Fall könnte die Sexakupunktur hilfreich sein.

F: *Wie oft ist dieses Leiden körperlich bedingt?*
A: Meines Wissens gibt es keine vollständige Statistik, aber ich kann Ihnen die Ergebnisse einer Umfrage mitteilen. Es wurden 150 Fälle von Dyspareunie studiert, und es hat sich gezeigt, daß mehr als die Hälfte psychologische Ursachen hatten. In Zahlen ausgedrückt: 88 Frauen, die beim Geschlechtsverkehr Schmerzen hatten, litten an einer seelischen Störung. Bei den andern 62 war die Ursache körperlicher Natur.

F: *Warum weiß man nicht mehr von solchen Dingen? Das hört sich ja an, als wäre eine seelische Störung hier etwas ganz selbstverständliches.*
A: Es ist schwer zu sagen, wie weit verbreitet dieses Leiden ist. Umfassende Statistiken sind schwer erhältlich. Dafür gibt es allerdings einen guten Grund. Viele Frauen ertragen nämlich ihre sexuelle Unbefriedigtheit mit stoischem Gleichmut. Erst in jüngster Zeit beginnen sie, sexuelle Gleichberechtigung zu verlangen.
Man weiß von Fällen, wo Frauen ein Leben lang ein unbefriedigendes Sexualleben erduldet haben. Sie nahmen Schmerzen beim Geschlechtsverkehr ganz einfach als ihr Schicksal hin. Nun beginnt sich die Situation langsam zu ändern.

F: *Das tönt in bezug auf die Sexakupunktur nicht sehr ermutigend.*
A: Ich will Sie nicht enttäuschen, aber die Gründe für die Dyspareunie müssen sorgfältig erforscht werden, bevor eine Behandlung eingeleitet werden kann. Bei einer körperlichen Ursache, einem organischen Defekt, ist die Behandlung in der Regel eine mechanische, eine Operation oder etwas ähnliches. Wenn hingegen psychologische Faktoren eine Rolle spielen, oder wenn der Grund ist, daß der Körper nie seine vollen sexuellen Möglichkeiten hat entfalten können, wird die Sexakupunktur eine große Hilfe sein.

F: *Ich habe zwar nicht immer Schmerzen beim Geschlechtsverkehr, aber doch manchmal. Deshalb habe ich meinem Arzt bei der Routineuntersuchung auch nie etwas davon gesagt.*
A: Ihr Schweigen ist alles andere als eine Tugend. Ihr Leiden wirkt sich doch auf Ihr Verhalten gegenüber Ihrem Mann und Ihrer Familie aus und schadet Ihnen selber. Warten Sie nicht bis zur nächsten Untersuchung. Vereinbaren Sie sofort einen Termin und sagen Sie dem Arzt die Wahrheit.

F: *Ich möchte nicht über meine Schmerzen beim Geschlechtsverkehr reden, weil ich das Gefühl habe, ich sei selber daran schuld.*
A: Wahrscheinlich haben Sie Unrecht. Wenn keine körperliche Ursache vorhanden ist, für die Sie sich übrigens ja wohl kaum tadeln können, dann ist es vermutlich eine seelische. Unter Umständen übersehen Sie aber auch eine ganz simple Tatsache: Ihr Mann könnte daran schuld sein.

F: *Aber sein Penis ist gar nicht so groß . . . er hätte es sogar gern, wenn er größer wäre.*
A: Ich rede nicht von der Größe des Penis, sondern ich rede von der sexuellen Technik. Es ist möglich, daß er sich beim Vorspiel nicht genügend Zeit läßt oder es zuwenig subtil spielt.

F: *Ja. Meine Vagina ist beim Geschlechtsverkehr fast immer trocken. Wir benutzen inzwischen ein Gleitmittel, aber ich muß gestehen, daß mir der Geschlechtsverkehr eigentlich nichts sagt, obwohl ich gerne Freude daran hätte. Gibt es keine andere Technik, die da helfen würde?*
A: Ich glaube nicht, daß es an der Technik liegt. Was Sie brauchen, ist Zeit. Jedermann kann einen befriedigenden Geschlechtsverkehr nur auf seine persönliche Art und Weise erfahren. Ihr Körper ist der Boß. In fast allen Fällen ist ein ausreichendes Vorspiel und ein gewisses Maß an Erregung notwendig, damit die Vagina schön feucht wird. Es geht aber hier nicht nur um die Produktion des Vaginalsekrets. Im gleichen Maß schreitet ja der Erregungsprozeß voran. Mit einem Gleitmittel kommt der Mann zwar schneller in die Frau hinein, aber die Frau kommt bei dem Tempo nicht mit. Sie wird zum Akt quasi gezwungen, ehe der Körper bereit ist. Wenn man ihr aber mit einem ausgedehnten zärtlichen Vorspiel huldigt, wird sie nach einer gewissen Zeit voll und ganz mitmachen, weil ihr Körper sich dann nämlich nicht mehr betrogen fühlt.
Ich nehme an, daß Sie von Ihrem Mann nur schnell abgefertigt werden. Kein Wunder, daß Sie da nicht mittun.

F: *Sie raten mir also sowohl zu einer Änderung der Technik als auch zu einer Synchronisierung?*
A: Ja. Aber das ist nur ein Teil der Lösung. Es ist durchaus möglich, daß durch die Akupunktur Ihr Erregungsniveau gehoben wird, so daß Sie schneller auf sexuelle Stimulierung reagieren. Auf diese Weise könnte eine zeitliche Koordinierung glücken, das heißt: Sie könnten dann zusammen kommen.

F: *Mein Mann will einfach nicht begreifen, daß er mir bei bestimmten Stellungen weh tut ... richtig weh tut.*
A: Ich schlage Ihnen vor, daß Sie zusammen zu Ihrem Hausarzt gehen. Es besteht die Möglichkeit, daß Sie eine der vielen Unzulänglichkeiten haben, zum Beispiel einen Gebärmuttervorfall. In einem solchen Fall trifft der Penis Ihres Gatten auf eine empfindliche Stelle, und da haben Sie dann nichts davon außer Schmerzen. Es braucht keine ärztliche Behandlung, bloß ein paar gute Ratschläge betreffend sexueller Stellungen, die ein zu tiefes Eindringen des Penis verunmöglichen. Ihr Mann wird nicht um sein Vergnügen gebracht, und Sie werden ihn voll und ganz spüren, aber es wird Ihnen nicht mehr weh tun.
Übrigens können auch Operationsnarben oder Geburtsfehler solche Schwierigkeiten mit sich bringen. Die Behebung erfolgt in der Regel auf die gleiche Art. Es ist wie gesagt eine Sache der Stellung beim Akt. Suchen Sie sich eine aus, bei der Sie volle sexuelle Befriedigung finden und keine Schmerzen spüren.

F: *Offenbar ist mein Körper sehr empfindlich. Ich habe jede der im Handel erhältlichen Duschen ausprobiert, aber alle reizen die Schleimhaut. Manch-*

mal ist es so arg, daß ich beim Geschlechtsverkehr Schmerzen habe. Können Sie mir eine Dusche vorschlagen, die keine solchen Wirkungen hat?
A: Sie brauchen gar keine Dusche, wenn sie nicht vom medizinischen Standpunkt her erforderlich ist. Der Körper pflegt sich nämlich selber zu säubern. Das Innere der Scheide muß nicht gewaschen werden. Seife und Wasser äußerlich angewendet reichen vollkommen aus.
Bei einer leichten Entzündung oder Pilzinfektion wird Ihnen der Arzt eine Medizinaldusche verschreiben, aber nie als Routinemaßnahme. Die Lösung Ihres Problems ist ganz einfach: Hören Sie auf mit dem Duschen. Verwenden Sie auch keine Intimsprays. Wenn Sie aus irgendeinem Grund meinen Ratschlag nicht befolgen wollen, nehmen Sie bitte nichts stärkeres als gewöhnliches warmes Wasser.

F: *Wie steht es mit Essig?*
A: Auch so ein Märchen, das sich nicht aus der Welt schaffen läßt. Wenn der chemische Haushalt Ihres Körpers in Ordnung ist, besteht keine Notwendigkeit, fremde Substanzen in die Scheide einzuführen. Eine Spülung mit warmem Wasser nach dem Geschlechtsverkehr genügt vollständig, obwohl auch sie gar nicht nötig ist. Ihr Körper nimmt einen Teil der Sekretionen auf, den Rest stößt er ab.

F: *Gilt das auch für Deodorants?*
A: Sicherlich. Der natürliche Körpergeruch wirkt in hohem Grade erotisierend und ist ein starkes sexuelles Stimulans. Wenn Sie das Gefühl haben, Ihren Körpergeruch beseitigen zu müssen, dann stimmt et-

was mit Ihrem Körpergefühl nicht. Statt mit Deodorants und Intimsprays an Ihrem Körper herumzupfuschen, würden Sie sich gescheiter anders zu Ihrem Körper einstellen. Zahllose Frauen reagieren übrigens auf den Gebrauch dieser Kosmetika allergisch. Der Preis für die Vertuschung des natürlichen Duftes besteht oft in irritierten Genitalien und Schmerzen beim Geschlechtsverkehr.

F: *Einer Nachbarin wurde vor mehr als vier Jahren die Gebärmutter entfernt. Wie sie mir unlängst gestanden hat, hat sie seitdem mit Ihrem Mann keinen Geschlechtsverkehr mehr gehabt. Wie kann ich ihr helfen?*
A: Der armen Frau muß unbedingt geholfen werden. Am besten schicken Sie sie zu einem Facharzt. Es kommt häufig vor, daß Frauen glauben, Geschlechtsverkehr sei nach einer Hysterektomie schädlich.
Oft werden sie durch körperliche Faktoren in diesem Glauben bestärkt. Gelegentlich tritt als Folge des chirurgischen Eingriffs eine Lageveränderung oder eine Verkürzung der Vagina auf, was aber leicht zu korrigieren ist. Nach einer totalen Hysterektomie ist es unbedingt notwendig, daß die Patientin ihren Hormonhaushalt wieder in Ordnung bringt. Tut sie das nicht, dann kann im Verlauf der Jahre eine Schrumpfung der Vagina eintreten.
Ohne ärztliche Betreuung und Medikamente kann sich bei Frauen auch leicht Dyspareunie einstellen, also jener Zustand schmerzhaften Geschlechtsverkehrs, von dem schon die Rede war. Geschieht dies, dann verstärkt sich die Idee, daß Geschlechtsverkehr schädlich sei. Richtige Beratung und die richtigen

Medikamente werden die Situation aber schnell bessern. Es ist nach einer solchen Operation sehr wichtig, daß die Patientin in ständiger ärztlicher Behandlung bleibt. Der Arzt kann ihr ganz genau erklären, wie nach der Hysterektomie das Geschlechtsleben weitergeht, und er kann sie zu einem normalen Geschlechtsleben zurückführen.

F: *Meine vierzehnjährige Tochter leidet an Menstruationsbeschwerden. Ist sie zu jung, um mit Sexakupunktur behandelt zu werden?*
A: Ganz und gar nicht. Hier kann ein gewöhnliches Akupunkturprogramm sehr heilsam wirken, und es hat den zusätzlichen Vorteil, die sexuelle Entwicklung Ihrer Tochter positiv zu beeinflussen. Sie wird nachher nicht mehr glauben, zwischen ihren Geschlechtsorganen und Schmerz bestehe ein direkter Zusammenhang. Frau sein heißt nicht unbedingt leiden müssen.

F: *Meine Periode stellt sich unregelmäßig ein, was zu Schwierigkeiten in meinem Geschlechtsleben führt. Kann die Sexakupunktur sie verschieben oder sie auf einen bestimmten Zeitpunkt herbeiführen?*
A: Wenn die Periode kommen sollte, aber sie kommt nicht, dann kann Ihnen die Akupunktur helfen. Zuvor sollten Sie sich aber einer gynäkologischen Untersuchung durch einen Spezialisten unterziehen, damit eventuelle tiefliegende organische Störungen zuerst behandelt werden können.

F: *Das klingt, als ob die Sexakupunktur in der Lage wäre, meine Periode zu regulieren.*

A: Da haben Sie völlig recht. Die Akupunktur hat eine tolle Erfolgsquote in der Behandlung der verschiedensten Menstruationsstörungen. Es ist also durchaus möglich, daß eine regelmäßige Behandlung Ihren Organismus dazu bringt, den Monatszyklus zeitlich genau einzuhalten.

F: *Ich leide an prämenstruellen Spannungen, bin niedergeschlagen, launisch, weinerlich und habe oft Kopfweh. Kann die Akupunktur diese Symptome beseitigen?*
A: Ja. Wir versuchen zweierlei. Erstens wird Ihre Periode verstärkt und zweitens versuchen wir, Ihre körperlichen Spannungen zu beseitigen. Das wirkt sozusagen als Tonikum. Zusammen angewandt sind diese Methoden sehr hilfreich.

F: *Soll ich zur Behandlung gehen, bevor die Symptome auftreten oder zum Zeitpunkt, wo sie auftreten, oder soll ich regelmäßig einen Arzt aufsuchen?*
A: Selbstverständlich wird der Arzt Sie je nach der Behandlung einschreiben. Die meisten Ärzte beginnen in Ihrem Fall unmittelbar vor dem Einsetzen der Menstruation, was heißt, daß Sie dann zum Arzt gehen sollten, wenn die Depressionen beginnen.

F: *Ich habe bemerkt, daß Massage des Rückens meine Menstruationsbeschwerden erleichtert. Es handelt sich um eine ähnliche Technik, wie mein Mann und ich sie während meiner Schwangerschaft gelernt haben. Kann mein Mann mich durch diese Massage von meinen Menstruationskrämpfen befreien?*
A: Das ist eine hervorragende Idee und läßt sich

leicht machen. Außerdem schlage ich Ihnen vor, daß Sie das Kapitel 7 dieses Buches sorgfältig lesen oder ein Buch über Akupressur kaufen. Es gibt einige Punkte, die sich zur Linderung der Menstruationskrämpfe sehr gut eignen. Überraschenderweise befinden sich einige dieser Punkte an den Knien und direkt oberhalb der Fußknöchel. Akupressur an den genannten Stellen, zusammen mit einer hübschen Massage, sollten Ihr Wohlbefinden in kurzer Zeit merklich steigern.

F: *Meine Brüste werden vor der Periode sehr empfindlich. Ich mag dann nicht, daß man mich dort berührt, weil es effektiv weh tut. Kann die Sexakupunktur diesen Zustand beseitigen?*
A: Zum Teil ja. Ich modifiziere meine Antwort, weil die Behandlung nicht ausdrücklich darauf hinzielt, solche Brustbeschwerden zu behandeln. Die empfohlenen Akupunkturpunkte regulieren die Periode, was dazu führen dürfte, zumindest einen Teil Ihres prämenstruellen Unwohlseins zum Verschwinden zu bringen.

F: *Kurz vor Beginn der Periode wird meine Haut unrein, mein Haar glanzlos und matt. Ist hier mit Sexakupunktur zu helfen?*
A: Wahrscheinlich. Ihr kosmetisches Problem ist eine der Folgen der prämenstruellen Unausgeglichenheit. Eine zielgerichtete Akupunkturbehandlung durch einen Fachmann wird zur Normalisierung Ihrer Körperfunktionen führen. Das wiederum wird die Dauer der Beschwerden abkürzen oder sie ganz zum Verschwinden bringen.

F: *Ich verspüre bei der Ovulation Schmerzen. Kann mir mit der Sexakupunktur geholfen werden?*
A: Auch hier kann eine Behandlung den menstruellen Zyklus regulieren oder verstärken, was zu einer merklichen Linderung oder gar Beseitigung der Schmerzen bei der Ovulation führt. Ich möchte allerdings betonen, daß diese Behandlung nur ein ausgebildeter Mediziner durchführen darf, der auch in der Lage ist, eventuell auftauchende körperliche Störungen zu erkennen und zu behandeln.

F: *Ich stehe in den Wechseljahren und meine Periode kommt sehr unregelmäßig. Kann das rückgängig gemacht werden?*
A: Ja. Die Akupunktur dürfte eine Regulierung Ihres menstruellen Zyklus bewirken. Gleichzeitig führt die Behandlung auch zur Linderung der in den Wechseljahren auftretenden Beschwerden.

F: *Heißt das, daß ich dann die Wallungen los werde? Die sind nämlich nicht nur unangenehm, sondern führen auch zu heftigem Erröten. Wissen Sie, die Leute machen sich dann über mein rotes Gesicht lustig, was mir sehr peinlich ist.*
A: Die Akupunktur wird die Wallungen mit einiger Sicherheit verschwinden lassen oder doch merklich dämpfen.

F: *Kann die Anwendung der Sexakupunktur meine Brüste vergrößern? Sie sind ziemlich klein und ich leide darunter. Ich glaube auch, daß ich mit größeren Brüsten mehr Sex Appeal hätte.*
A: Es gibt einige Akupunkteure, die behaupten, eine

erfolgreiche Methode zur Vergrößerung der Brüste zu besitzen. Persönlich kann ich nicht für die Wirkung garantieren, da ich noch keine diesbezüglichen Beweise gesehen habe und die Fachliteratur auch nur magere Hinweise gibt. Wenn Sie wirklich meinen, die Größe Ihrer Brüste sei ein ernsthaftes Problem, schlage ich Ihnen vor, sich über die üblichen chirurgischen Möglichkeiten zu informieren. Einige davon sind ganz brauchbar.

F: *Kann die Akupunktur auch die Klitoris vergrößern?*
A: Nicht daß ich wüßte. Soviel ich weiß, ist sie für diesen Zweck noch nicht angewendet worden. Ich kann Ihnen nur die Antwort geben, die ich den Männern gebe, die ihren Penis vergrößern wollen: Das Ziel der Sexakupunktur ist die Steigerung der sexuellen Lust. Wenn das erreicht ist, ist die Größe des Geschlechtsorgans nicht mehr entscheidend. Wenn Sie verstärkten Sexualgenuß suchen, dann kann Ihnen die Sexakupunktur dabei helfen. Wenn Sie hingegen nach einer Veränderung Ihrer Anatomie streben, müssen Sie das schon auf eigene Faust machen.

F: *Kann eine Frau mit Hilfe der Akupunktur Ihren Menstruationszyklus etwas verschieben? Könnten Sie es zum Beispiel so einrichten, daß ich meine Periode erst nach den Ferien bekomme?*
A: Da bin ich prinzipiell dagegen, ganz abgesehen davon, daß das nicht im Bereich der Möglichkeiten der Akupunktur liegt. Das Hauptziel der Akupunktur ist es, den Körper dazu zu bringen, daß er sich nach seinem eigenen Zeitplan verhält. Das heißt, daß der

Zeitplan Ihres Körpers nicht unbedingt auf Ihre Bequemlichkeit Rücksicht nimmt. Die Akupunktur scheitert total, wenn sie dem Körper etwas aufzwängeln will, was der Körper nicht will. Es ist nicht sehr klug, von Ihrem Körper etwas Unnatürliches zu verlangen, und ich würde Ihnen anraten, die Sache zu vergessen.

F: *Hilft die Akupunktur bei Blasenkatarrh? Ich leide seit Jahren an dieser Krankheit.*
A: Es ist wahrscheinlich, daß eine Akupunkturbehandlung Linderung oder gar völlige Genesung bewirkt. Überlassen Sie es Ihrem Arzt, die Behandlungsmethode auszusuchen. Man kann diese Krankheit auch noch mit andern Mitteln ebenso erfolgreich behandeln.

F: *Ich litt vor fünf Jahren an einer Geschlechtskrankheit. Abgesehen von der körperlichen Behandlung hat mich die Sache vor allem seelisch sehr hergenommen, und ich habe seit der Zeit die frühere Unbekümmertheit und Freude am Sex nicht wieder erlangen können. Hilft die Sexakupunktur auf diesem Gebiet?*
A: Erstens glaube ich nicht, daß von der Ansteckung noch etwas zurückgeblieben ist, das Ihren sexuellen Genuß beeinträchtigen könnte. Wenn der Arzt keinen körperlichen Grund für Ihren Zustand entdecken kann, müssen Sie entweder eine psychologische Behandlung auf sich nehmen oder versuchen, mit Hilfe der Akupunktur sexuell wieder reaktionsfähig zu werden.
Wie erfolgreich das sein wird, wird die Behandlung erweisen. In einigen Fällen gelang es der Akupunk-

tur, die Freude an der Lust wieder zu wecken. Sobald Sie diese Hemmschwelle überschritten haben, verläuft der Heilungsprozeß fast von selber.
In manchen Fällen wird allerdings neben dem Akupunkteur auch noch ein Psychiater beigezogen werden müssen.

F: *Ich leide unter immer wieder auftretender Vaginitis. Die Symptome sind Juckreiz, Brennen und häufiges Urinieren. Obwohl dieser Zustand nach ein, zwei Tagen wieder vorbeigeht, möchte ich ihn ganz loswerden. Was kann ich dagegen tun?*
A: Es tut mir leid, aber hier kann die Akupunktur nicht helfen.

F: *Ich habe eben das Rauchen aufgegeben, und nun fällt mir auf, daß mein Geschlechtstrieb erheblich nachläßt. Ich nehme an, das kommt von der Nervosität. Tranquilizer möchte ich keine nehmen. Können Sie mir etwas vorschlagen?*
A: Es ist möglich, daß Ihnen die Akupunktur in doppelter Hinsicht helfen kann. Einerseits hat sich die Akupunktur bei der Raucherentwöhnung sehr hilfreich erwiesen. Die Behandlung besteht darin, daß man Ihnen eine winzige Nadel in die Ohren steckt. Sie spüren sie kaum, aber sie verspüren nachher auch kaum mehr den Wunsch nach einer Zigarette.
Zu gleicher Zeit werden Sie mit Hilfe der Akupunktur tonisiert. Viele Patienten sagen, daß ihre Spannungen nachher verschwunden seien. Sie sind mit sich selber zufrieden, mit ihrem Körper und mit der ganzen Welt. Eine Kombination dieser beiden Behandlungsmethoden dürfte auch Ihnen helfen.

F: *Kann die Akupunktur auch zur Geburtenkontrolle eingesetzt werden?*
A: Das ist eine bedeutsame Frage und eine kitzlige dazu. Einigen Berichten aus China zufolge wird die Akupunktur dort routinemäßig zur Geburtenkontrolle verwendet.
Die Sache funktioniert ungefähr so: Da die Akupunktur in der Lage ist, den Eintritt der Periode zu beschleunigen, kann eine Akupunkturbehandlung kurz vor dem kritischen Zeitpunkt jeden Monat die Periode auslösen. Soviel ich weiß, ist diese Technik zu diesem Zweck bis heute im Westen nicht verwendet worden.
Ich hoffe, daß ein von Sachverständigen streng kontrolliertes Forschungsprogramm durchgeführt wird, bevor die Akupunktur zur Geburtenkontrolle verwendet wird. Vielleicht funktioniert es, vielleicht funktioniert es nicht. Auf jeden Fall sollte die Sache wieder und wieder getestet werden, und das ist ein äußerst langwieriger Vorgang.

F: *Aus dem eben Gesagten kann man schließen, daß die Akupunktur auch zur Abtreibung geeignet sein könnte.*
A: Da kann ich meine vorherige Antwort wiederholen. Es ist wahr, daß die Akupunktur in manchen Ländern in diesem Sinne Anwendung findet. Soviel ich weiß, sind diesbezügliche Forschungen aber noch nicht durchgeführt worden. Aus diesem Grund müssen wir mit der Anwendung warten, bis wir detailliertere Kenntnisse haben. Bis zur Klärung, ob die Akupunktur angewendet werden soll, sind nur die üblichen medizinischen Methoden zu empfehlen.

F: *Nach vielen Besuchen in der Poliklinik und jeder Menge Tests habe ich mich mit meiner Unfruchtbarkeit abgefunden. Die Ärzte sagen mir, daß man nichts dagegen machen könne. Wir hätten aber sehr gern ein Kind. Könnte mir die Akupunktur vielleicht helfen?*

A: Ja, es besteht eine Möglichkeit, aber nur eine Möglichkeit. Wenn die Unfruchtbarkeit eine organische Ursache hat, dann kann die Akupunktur vermutlich auch nicht helfen. Wenn jedoch die Ärzte keine konkrete Ursache für Ihre Unfruchtbarkeit haben herausfinden können, dürfte sich ein Versuch mit der Akupunktur lohnen. Wir wissen von Fällen, wo früher unfruchtbare Frauen nach einer Akupunkturbehandlung Kinder geboren haben. Aber es hat natürlich auch Mißerfolge gegeben. Wenn aber alles andere versagt hat, würde ich Ihnen einen Gang zu einem qualifizierten Akupunkteur anraten.

F: *Wir sind achtzehn Jahre miteinander verheiratet, und ich habe in der Zeit ganz schön zugenommen. Meinem Mann stellt's beim Anblick meines nackten Körpers gleich ab, und ich glaube, daß er mich schon gar nicht mehr sehen kann. Unser Geschlechtsleben ist entsprechend.*

A: Vielleicht schaffen Sie es doch noch, vorausgesetzt, Sie wollen. Gehen Sie zu einem Akupunkteur und leben Sie Diät. Die Akupunkturnadel, die die Diät am besten unterstützt, ist ein winziger «Reißnagel», der ins Ohr gesteckt wird. Er bleibt dort, ist aber kaum zu sehen. Er ist für viele Leute die Hilfe, die sie brauchen, damit sie abnehmen können. Je mehr Sie abnehmen, desto schneller wird es vermutlich mit Ihrem Geschlechtsleben wieder aufwärtsgehen.

F: *Nach einer sehr unangenehmen ersten Erfahrung fürchte ich mich immer mehr vor dem Geschlechtsverkehr.*
A: Es scheint, daß Ihr Problem in erster Linie psychologisch bedingt ist. Am besten gehen Sie zu einem psychologischen Berater. Sobald Ihre Hemmungen und Verklemmungen beseitigt sind, dürfte die Akupunktur das geeignete Mittel sein, Ihnen zu den Freuden der Liebe zu verhelfen.

F: *Ich bin in den letzten Tagen ganz einfach zu allem zu müde. Ich wache müde auf und gehe müde ins Bett. Der Schlaf scheint auch nichts zu nützen. Ich schleppe mich den ganzen Tag herum.*
A: Ich würde Ihnen raten, den Arzt wegen einer möglichen Hypoglykämie zu konsultieren. Über diese Krankheit haben wir ja im vorhergehenden Kapitel schon ausführlich gesprochen. Wenn Ihr Körper sich in einem Zustand chronischer Erschöpfung befindet, fehlt es selbstverständlich nicht nur am sexuellen Interesse, sondern an jeder Lebensfreude. Warten Sie nicht länger. Lassen Sie sich untersuchen.
Konstante Müdigkeit ist oft ein Hinweis auf ein sexuelles Problem. Und sie ist nicht nur ein Vorwand. Wenn der Arzt keine konkrete Ursache für Ihre Erschöpfung findet, wird er sich vermutlich für Ihr Sexualleben interessieren.

F: *Ich menstruiere sehr stark. Die Blutung ist derart, daß der Geschlechtsverkehr eine Woche pro Monat verunmöglicht wird. Ist das normal?*
A: In manchen Fällen schon. In andern wieder läßt sich die übermäßig lange Regelblutung auf ein nor-

males Maß reduzieren. Dieses Leiden heißt übrigens *Menorrhagie.*
Akupunktur ist nur eine der Behandlungsmethoden, die in diesem Fall Anwendung finden. Ihr Arzt wird sich für die richtige Methode entscheiden, wenn überhaupt etwas unternommen werden muß.

F: *Manchmal blute ich auch zwischen den Perioden. Ist das dasselbe?*
A: Das nennt man *Metrorrhagie.* Auch hier kann die Akupunktur helfen. Der Entscheid hängt von Ihrem Gynäkologen ab. Er kann auch zusätzlich ein Medikament verschreiben oder ein anderes Mittel anwenden. Auf jeden Fall sollten Sie unverzüglich den Arzt aufsuchen.

F: *Ich bekomme meine Periode bloß vier bis fünf Mal im Jahr. Das macht mir soviel Sorgen, daß ich jedes Interesse am Sex verloren habe.*
A: Machen Sie sich keine Sorgen, und gehen Sie zum Arzt. Sie leiden vermutlich an *Amenorrhöe.* Das Ausbleiben der Regel ist nicht ungewöhnlich und kann sehr gut behandelt werden. Ihr Körper wird dann wieder den normalen Zyklus einhalten.

F: *Ich habe eine Pilzinfektion, die nie ganz abklingt. Kann mir die Akupunktur helfen, sie loszuwerden?*
A: Vermutlich nicht. Was Sie brauchen ist ein Medikament, verbunden mit örtlicher Behandlung. Fragen Sie den Gynäkologen.

F: *Ich leide öfter an Leukorrhöe. Es tut nicht weh, aber dieser weiße Ausfluß stört mich sehr. Gibt es*

eine Möglichkeit, wie ich ihn ein für allemal loswerde?
A: Ein für allemal kann ich nicht garantieren, aber die Akupunktur hat hier schon in vielen Fällen geholfen. Sie müssen die Entscheidung aber Ihrem Arzt überlassen. Die Akupunkturbehandlung muß mehrmals wiederholt werden, bis der Weißfluß endgültig aufhört.

F: *Diese Krankheitsliste ist ja erschreckend. Ich habe noch nie realisiert, wie viel eigentlich schief gehen kann. Ich gestehe, daß ich nicht sehr beruhigt bin.*
A: Verwechseln Sie die Krankheiten, die es gibt, nicht mit der Wahrscheinlichkeit, daß Sie sie bekommen. Jeder Laie, der eine Liste der Krankheiten sieht, die man haben kann, glaubt in der Regel, daß sein körperlicher Zusammenbruch unmittelbar bevorsteht. Ich möchte deshalb angesichts dieser schrecklichen Liste von Dingen, die schief laufen können, noch einmal darauf hinweisen, daß die Liste der Dinge, die in Ordnung sind, bedeutend länger ist. Das Bild ist bloß deshalb schief, weil wir uns in diesem Kapitel ausschließlich mit den Krankheiten beschäftigt haben.
Seien Sie also unbesorgt. Wenn es dann um den einzelnen Patienten geht – wenn es um Sie geht – bedeutet das nämlich, daß Sie diese Krankheit entweder nicht haben oder daß sie gut behandelt werden kann. Die Dinge stehen gar nicht so schlecht, und es geht täglich besser.

5. Sexuelle Probleme von Mann und Frau

Worte bedeuten für jeden etwas anderes. Da Sex das Thema dieses Buches ist, und da wir über eine neue Anwendung einer uralten Technik berichten, die sich bei der Behebung verschiedener sexueller Störungen als wirksam erwiesen hat, ist es wichtig, daß wir die Terminologie verstehen, bevor wir mit der Behandlung anfangen. Dieses Kapitel beschäftigt sich also mit den verschiedenen Arten sexueller Störungen und ihren richtigen Namen. Wir wollen über sexuelle Dinge in der gleichen Sprache sprechen.

Sexuelle Probleme der Männer

Impotenz

Fast alle Männer haben in der Einbildung oder in der Wirklichkeit schon einmal unter Impotenz gelitten. Fast alle Männer fürchten sich vor ihr. Das Wort stammt aus dem Lateinischen und bedeutet Unvermögen. Das ist das treffende Wort, wenn man bedenkt, daß in unserer Kultur Sex ein Symbol ist für alles Kräftige, Unnachgiebige, Starre und Mächtige. Nicht zu übersehen ist die Ähnlichkeit der Vokabeln aus dem Bereich der sexuellen Leistungsfähigkeit mit denen, die der Beschreibung sozialen, geschäftlichen und sportlichen Erfolgs dienen.

Die von Masters und Johnson gelieferte Definition der Impotenz ist wohl so brauchbar wie jede andere, und nach ihnen ist ein Impotenter «ein Mann, der nie fähig gewesen ist, eine Erektion zu haben oder sie so lange zu halten, um einen normalen Geschlechtsverkehr auszuüben.» Interessant ist an dieser Definition, daß sie zwischen den beiden Hauptkategorien der Impotenz nicht unterscheidet. Andere Sexualwissenschaftler machen diesen Unterschied.

Primäre Impotenz ist ein Zustand, bei dem der Mann nie zu einer sexuellen Leistung fähig gewesen ist. Einige Therapeuten fassen das Problem sehr eng. Sie reden nur dann von primärer Impotenz, wenn der Mann unter gar keinen Umständen eine Erektion zustande gebracht hat, eingeschlossen Selbstbefriedigung, Pollutionen und andere, nicht an einen Partner gebundene Situationen.

Andere Praktiker sehen die Sache anders. Sie reden von primärer Impotenz, wenn ein Mann nie mit einem Partner oder einer Partnerin potent gewesen ist. Wenn er durch Masturbation oder auf andere Weise eine Erektion erlangt hat, fällt er nicht in diese Kategorie.

Sekundäre Impotenz unterscheidet sich wesentlich von der primären. In diesem Fall hat der Mann als Erwachsener seinen Mann schon öfter gestellt und kann auf eine Reihe sexueller Erfahrungen zurückblicken, an denen er seinen jetzigen tristen Zustand messen kann. Wichtig ist, zwischen sekundärer Impotenz, die dem Patienten die Wollust verunmöglicht, und zeitweiliger Unfähigkeit, den Beischlaf zu vollziehen, was jedem Sterblichen im Laufe seines Lebens passieren kann, zu unterscheiden.

Überraschenderweise gibt es Männer, die diese Tatsache nicht kennen und andere, die sie nicht akzeptieren wollen. Dabei ist das eine ganz einfache Wahrheit. Jeder Mann ist irgendwann einmal unfähig gewesen, zu erigieren. Wenn er nun zu lange über diesem einmaligen Versagen brütet, kann daraus sekundäre Impotenz werden, die sein Geschlechtsleben dann ernsthaft beeinträchtigt. Die Ursachen für derartiges vorübergehendes Versagen sind Legion: Erschöpfung, Kummer, Depression, Sorgen wegen eines Jobs oder wegen Geld oder irgendeine der tausend Belastungen des täglichen Lebens in unserer Leistungsgesellschaft. Beschwerlich wird die Sache aber erst, wenn der Mann aus einer Mücke einen Elefanten macht. Es entsteht dann eine Art Teufelskreis. Die zeitweilige Impotenz bewirkt Angst, die dann wieder die sexuelle Potenz beeinträchtigt.
Der Ausdruck *Impotenz* selber ist kein exakter Maßstab. Es gibt Störungen, die nicht in die Definition passen, aber doch nicht ignoriert werden dürfen. So gibt es z. B. Männer, die zeitweise nur eine unvollständige Erektion erreichen. Ist das schon Impotenz?
Unsere Definition der Impotenz lautet: Impotenz ist ein Zustand, der den Mann am Geben und Nehmen sexueller Freuden hindert. Kann er unbekümmert sich und seinem Partner Lust verschaffen, ist er nicht impotent. Es gibt übrigens auch Männer, die nicht in der Lage sind, eine Erektion so lange durchzuhalten, bis der Geschlechtsverkehr beendet ist. Man nennt das dann Impotenz, wenn es die Betroffenen unglücklich macht. Wenn sie ihrer Ansicht nach eine sexuelle Leistung erbracht haben, nennt man es nicht Impotenz.

In allen Fällen ist das Vergnügen das entscheidende Kriterium. Man muß sich also in erster Linie der Reaktionen des eigenen Körpers bewußt sein. Natürlich kann man auch die Wollust der Partnerin spüren, aber lediglich indirekt, in zweiter Linie. Man kann wirklich nur das wissen, was man selber fühlt.

Vorzeitige Ejakulation

Ejaculatio praecox ist selbstverständlich etwas relatives ... vorzeitig in bezug auf wen oder was? Es wäre untunlich, willkürlich eine Zeit festzulegen. Die Zeit hängt offensichtlich ab von der Beziehung der beiden Partner.

Nehmen wir an, eine Frau erreicht ein, zwei Minuten nach Beginn des Geschlechtsverkehrs den Höhepunkt. Der Mann, der in dieser Zeit seinen Höhepunkt nicht erreicht, wird bestimmt nicht als einer bezeichnet werden, dem es zu früh kommt. Wenn eine Frau hingegen zwanzig Minuten Lendenstöße braucht, bis sie einen Orgasmus bekommt, und der Mann hält das nur zehn Minuten durch, leidet er laut Statistik an vorzeitiger Ejakulation.

Lassen Sie mich als Arbeitshypothese folgende Definition formulieren: Vorzeitige Ejakulation ist, wenn ein Mann nicht fähig ist, innerhalb einer vernünftigen Zeitspanne solange zu koitieren, bis seine Partnerin befriedigt ist. Selbstverständlich leiden die, die schon außerhalb der Scheide ejakulieren oder unmittelbar nach der immissio penis an ejaculatio praecox. Zum Koitus gehört nun in Gottes Namen ein gewisses Maß an Bewegung und Stößen. Die Stoßzeit muß schon ein Weilchen dauern, sonst handelt es sich um vorzeitige Ejakulation.

Verspätete Ejakulation

Auch hier streiten sich die Gelehrten um eine genaue Definition. Der Ausdruck bezeichnet einen Mann, der innerhalb der für einen Koitus normalerweise verwendeten Zeit nicht ejakulieren kann. Das Kuriose an diesem Leiden ist, daß der Mann, der es hat, oft als Glückspilz angesehen wird, in gewissen Kreisen sogar als sexueller Superman. Einem unter vorzeitiger Ejakulation Leidenden gar, dürfte der Spätzünder als Auserwählter vorkommen. Dem Mann selber hingegen kommt das in der Regel anders vor. Es bedeutet nämlich, daß er nicht zusammen mit seiner Partnerin kommen kann und daß ihn der Geschlechtsverkehr oft in einem Zustand von Frustration zurückläßt. Trotz des Macho-Aspektes macht's keinen Spaß und führt zu keiner Befriedigung.

Unfähigkeit zur Ejakulation

Dies ist das Nonplusultra der verspäteten Ejakulation. Die Befriedigung ist gleich Null, die Frustration total. Hier haben wir nochmal ein Paradox: In gewissen Kreisen wird ein solcher armer Teufel als sexueller Gott unter lauter Sterblichen angesehen. Die Sexualtherapeuten sehen die Sache richtiger: Sie betrachten Unfähigkeit zur Ejakulation als eine Form der Impotenz. Ihre Begründung lautet: Ein Mann, der sich der Wollust nicht hingeben kann, ist nicht wirklich potent.

Schmerzhafte Ejakulation

Dieser Ausdruck bezeichnet einen Zustand, in welchem der Höhpunkt der Wollust alles andere als angenehm ist. Die darunter leidenden Männer empfinden bei der Ejakulation mehr oder weniger starke Schmerzen. Wie die Impotenz macht sich der Zustand nicht immer bemerkbar. Tritt er aber so häufig auf, daß es beunruhigend wird, verdient er seinen Namen, und man sollte zum Arzt gehen.

Konstante Erektion

Der Terminus technicus für diesen Zustand lautet *Priapismus.* Eine Dauererektion ist aber nur in der Phantasie ein wünschenswerter Zustand. In der Wirklichkeit wird schnell ein Dauerschmerz daraus, und man hat eigentlich nichts davon. Priapismus entsteht, wenn das in den Penis gepumpte Blut, das ihn steif macht, durch eine Blockierung der Klappen nicht mehr zurückfließen kann. Dadurch bleibt der Penis geschwollen. Oft ist das ein Zeichen einer schweren Krankheit. Fest steht, daß eine solche konstante Erektion bestimmt kein Vergnügen ist.

Schwacher Geschlechtstrieb

Diese spezielle sexuelle Störung ist nicht sehr profiliert, kommt aber häufig vor. Aus den verschiedensten Gründen beginnt das sexuelle Interesse unauffällig zu verschwinden, langsam aber sicher. Und da mit dem Leiden eine Art von Gefühllosigkeit verbunden ist, merkt es der davon Betroffene oft überhaupt nicht. Viele Menschen sind sich gar nicht darüber im klaren, daß hier ein echtes Problem vorliegt.
Die verschiedensten Gründe kommen vor: Langeweile ist einer davon. Nervöse Spannungen, Erschöpfung, Fettsucht, Hypoglykämie sind andere Faktoren, die den Geschlechtstrieb dämpfen können. Oft wird das Leiden erst in der Rückschau als solches erkannt.

So mag sich ein Mann bei gelegentlichem Nachdenken daran erinnern, daß ihm der Geschlechtsverkehr früher etwas bedeutet hat und daß er jetzt zu einer beiläufigen Angelegenheit geworden ist, und vielleicht wird er sich fragen warum.

Der Orgasmus

Der Orgasmus ist ein bei Männern und Frauen erstaunlich komplizierter Vorgang. In letzter Zeit richtete sich das Interesse vor allem auf den Orgasmus der Frau, aber der Orgasmus des Mannes ist fast ebenso interessant. Vielleicht ist es an der Zeit, daß die Männer anfangen, ihrem Orgasmus mehr Aufmerksamkeit zu schenken, mehr über ihren Körper zu lernen und den Vorgang der sexuellen Erregung bei sich zu begreifen. Nach Masters und Johnson läßt sich die sexuelle Reaktion des Mannes in vier Abschnitte einteilen: Erregung, Plateau, Orgasmus, Erholung. Während der Erregung wird der Penis größer, und die Brustwarzen versteifen sich. Der Blutdruck steigt, der Puls beschleunigt sich, und bei manchen Männern tritt eine Art von sexuellem Ausschlag auf (ein Erröten, das durch die verstärkte Durchblutung der Magen- und Bauchgegend bewirkt wird, das in extremen Fällen wie Masern aussieht.)
Die Hoden, deren Haut sich verdickt, ziehen sich zusammen, das Scrotum wird eng an den Körper gezogen. In der nächsten Phase, dem Plateau, schwellen die Hoden wieder zur Hälfte ihrer normalen Größe an und werden ins Scrotum hochgezogen. Blutdruck, Puls und Atemgeschwindigkeit nehmen weiter zu.

Viele Muskeln ziehen sich zusammen und einige am Bauch und entlang der Rippen beginnen sogar zu zucken. Auf der Spitze des Penis erscheint der Wollusttropfen.
Beim Orgasmus ziehen sich die Samenbläschen zusammen und stoßen ihren Inhalt aus. Dasselbe geschieht in der Prostata. Alles spitzt sich nun zu zu einer Reihe heftiger, rhythmischer, in rascher Folge verlaufender Kontraktionen, durch welche die Samenflüssigkeit aus dem Penis gespritzt wird. Blutdruck, Pulsschlag und Atemgeschwindigkeit erreichen ihren Höhepunkt und der Ausschlag ist jetzt am sichtbarsten.
Die Muskeln zucken und zittern. Dieses Phänomen wurde zuerst von Dr. Kinsey beschrieben. Nach seinen Beobachtungen ziehen sich die Muskeln von Kopf bis Fuß zusammen und entspannen sich wieder, unwillkürlich, in gleichmäßigem oder krampfartigem Rhythmus. Die Bewegungen sind verschieden von Individuum zu Individuum. Manchmal ist die Muskeltätigkeit so stark, daß sie sich auf andere Körperteile überträgt. Die Bewegungen sind manchmal äußerst heftig, manchmal sind sie sanft, daß man sie kaum wahrnimmt. Aber selbst die Ruhigsten produzieren bei einer sexuellen Reaktion rhythmische Muskelbewegungen.
In der Erholungsphase entspannt sich alles. Die Muskeln werden locker, der Penis wird schlaff, der sexuelle Ausschlag verschwindet. Blutdruck, Pulsschlag und Atemfrequenz werden wieder normal, und der Körper kommt schrittweise wieder zur Ruhe.
Diese Beschreibung bezieht sich auf die körperlichen Vorgänge. Ein Element fehlt: Das Vergnügen des Er-

lebnisses. Der Orgasmus ist etwas zutiefst Befriedigendes, Entspannendes, Erfüllendes. Eines der schönsten Erlebnisse, die ein Mensch haben kann. Das heißt natürlich überhaupt nicht, daß Ihr Körper jetzt Wort für Wort dieser Beschreibung gehorchen muß. Sie ist jedoch ein ziemlich genauer Wegweiser. Genau wie wir jetzt wissen, was wir meinen, wenn wir von sexuellen Störungen reden, wissen wir auch, was wir meinen, wenn wir von Orgasmus reden. Es ist ein Vorgang, der dem eben beschriebenen ähnlich ist. Wenn es bei diesem Vorgang hapert, haben wir es mit einem sexuellen Problem zu tun.
Im Bereich sexueller Leiden sprechen diese Zustände am besten auf die Sexakupunktur an. Diese Probleme samt ihren Lösungen wollen wir im folgenden Kapitel besprechen.

Sexuelle Störungen der Frau

Genaugenommen gibt es weniger einzelne Kategorien sexueller Störungen bei Frauen, was aber nicht heißt, daß Frauen sexuellen Störungen weniger unterworfen wären als Männer. Ein gestörtes Sexualleben ist für die Frauen ein noch größeres Elend als für die Männer, bloß sind Unglück und Frustration auf ein kleineres Gebiet beschränkt und das Vokabular ist begrenzter.

Frigidität

Was den Männern die Impotenz ist, ist den Frauen die Frigidität. Sie ist ein weites Feld, und ich erlaube mir deshalb zum Zweck der Übereinstimmung der

Definitionen eine willkürliche Skizze. Die Frigidität möchte ich in zwei Unterarten einteilen.

Fehlender Orgasmus: Hier reagiert die Frau sexuell, wird durch das Vorspiel erregt und ihr Körper durchläuft alle Stadien, die wir bei der Beschreibung des Orgasmus erwähnt haben, aber sie erreicht den Höhepunkt nicht. Dieser eine Faktor ist das absolute Kriterium dieser spezifischen sexuellen Störung. Alle sexuellen Reaktionen und das normale sexuelle Funktionieren bis hinauf zum kritischen Punkt sind vorhanden. Aber da die Frau den Höhepunkt nicht erreicht, müssen wir sie als frigid bezeichnen.

Fehlende Reaktionsfähigkeit: Dieses Problem ist etwas schwerwiegender. Die Frau hat während des ganzen Koitus keine sexuelle Reaktion, wird durch das Vorspiel kaum erregt und ihr Körper macht fast gar nicht mit. Hinzu kommt noch, daß sie keinen Orgasmus hat. Sie empfindet also in keinem Stadium Lust.

Fehlender lustvoller Orgasmus: Das Schlüsselwort ist *lustvoll.* Rein funktionell tritt der Orgasmus ein, aber er bringt keine Befriedigung. Der Geschlechtsverkehr bereitet der Frau kein nennenswertes Vergnügen. Technisch ist er zwar normal verlaufen, aber die Frau bleibt gespannt und frustriert zurück.

Vaginismus/Dyspareunie

Diese beiden Worte sind verwandt, aber sie bedeuten nicht das gleiche. Vaginismus ist ein unwillkürlicher Krampf der Scheidenmuskeln. Die Muskeln ziehen sich so zusammen, daß ein Eindringen des Penis in die Vagina unmöglich ist. In der Regel produziert dieser peinliche körperliche Vorgang eine Nebenerscheinung, nämlich starke Schmerzen. Dieser Schmerz heißt *Dyspareunie,* was aus dem Griechischen stammt und «schlecht gepaart» bedeutet. Ursprünglich glaubte man, der Schmerz stamme daher, daß die männlichen und die weiblichen Sexualorgane in der Größe nicht zusammenpaßten. Obwohl wir heute wissen, daß der Schmerz durch einen Muskelkrampf entsteht, wurde der alte Ausdruck beibehalten.

Schwacher Geschlechtstrieb – mäßiges Vergnügen

Hier sind zwar alle Faktoren, die zu einer sexuellen Befriedigung nötig sind, vorhanden, aber das Vergnügen kommt über ein bestimmtes Niveau nicht hinaus. Es hat keinen Schwung hinter der Bewegung, und die Sache macht überhaupt keinen Spaß. Obschon diese sexuelle Störung weit verbreitet ist, fällt sie den meisten Betroffenen gar nicht auf. Viele Leute finden ihr fades Geschlechtsleben völlig in Ordnung, dabei beraubt doch die Abstumpfung eines primären Triebes die Frau der schönsten Momente ihres Lebens. Frauen äußern sich über diese triste Sachlage auf die verschiedenste Art. Manchmal sagen sie, daß sie durch den Geschlechtsverkehr hindurchspazieren, ein ziel- und zweckloses Schlendern ohne Schwung und Pfiff.

Viele Therapeuten betrachten diese besondere Form sexueller Störung nicht einmal als sexuelle Störung. Denn nach der Kontrolliste ist ja alles in Ordnung, ist ja alles da. Was fehlt, ist die seelische Befriedigung, das körperliche Entzücken. Da der Witz am Sex ja im wesentlichen der ist, daß er Lust bereitet, glaube ich, daß wir es hier mit einer echten Störung zu tun haben, die behandelt werden soll und kann.

Die sexuellen Reaktionen der Frau sind bedeutend komplizierter als die des Mannes. Vielleicht kommt das daher, daß ihr Geschlechtsapparat komplizierter ist, vielleicht auch daher, daß sie weit stärkere körperliche Reaktionen haben kann. Auf jeden Fall ist nach Meinung der Experten von Tiresias bis Masters und Johnson ihre Gefühlsskala größer. Dazu kommt, daß der Vorgang mehr Abstufungen hat.

Der Geschlechtsverkehr beginnt für die Frau mit der Erregung. Innerhalb einiger Minuten, ja vielleicht schon innert Sekunden wird die Scheide feucht, weil die Scheidenwände schwitzen und ein Drüsensekret abgesondert wird. Die Klitoris beginnt zu reagieren, dem Penis nicht unähnlich, denn sie wird größer und füllt sich mit Blut. Auch die Brustwarzen werden erregt und versteifen sich.

Nun öffnen sich die äußeren Schamlippen ein wenig. Bei einigen Frauen schwellen sie zu ihrer doppelten Größe an. Auch die inneren Schamlippen werden größer.

In der nächsten Phase wird die Erregung verstärkt. Die Muskeln beginnen sich zu spannen und zu entspannen und langsam verwandelt sich diese Bewegung in ein Pulsieren im Zeitlupentempo.

Die meisten dieser Informationen verdanken wir den Untersuchungen von Masters und Johnson. Ein Großteil der äußerlichen Geschehnisse wurde schon von anderen Sexualforschern beschrieben, aber Masters und Johnson sind die ersten, die uns sozusagen einen Blick ins Innere der Vagina tun lassen. Ihren Beobachtungen zufolge bildet zu diesem Zeitpunkt der

Uterus eine Kapsel oder einen Pfropfen um den Gebärmutterhals, die Scheidenwände spannen und entspannen sich, verändern ihre Farbe und werden dunkelrot. Die Scheide dehnt sich um etwa 2 Zentimeter, und der Durchmesser kann sich verdreifachen. Die Brustwarzen werden hart, stellen sich auf und die Brüste werden größer, ebenfalls die Aureolen, die auch dunkler werden. Es folgt eine rapide Änderung von Blutdruck, Pulsfrequenz und Atemgeschwindigkeit – sie werden erheblich schneller. In der Regel tritt nun auch bei fast allen Frauen der sexuelle Ausschlag (Erröten gewisser Hautpartien) auf. Nun folgt das Plateaustadium. Es handelt sich um eine Anspannung, die die Frau auf den kommenden Orgasmus vorzubereiten scheint. Sie atmet leichter und schneller. Der Herzschlag beschleunigt sich. Am Auffälligsten ist jedoch die Spannung. Praktisch jeder Muskel ihres Körpers, inklusive der anale Schließmuskel, wird angespannt.
Die Vagina schwillt weiter an und eine Reihe von Reaktionen führt zur Schlußphase. Die Schamlippen schwellen stärker an und werden noch dunkler, und merkwürdigerweise zieht sich die Klitoris jetzt zurück. Sie verkürzt sich, so daß sie fast verschwindet. Endlich schwillt auch das äußere Drittel der Vagina an, wie das übrige Scheidengewebe. Dadurch wird die Öffnung verkleinert und die Vagina kriegt den Penis besser in den Griff.
Die Spannung wird nun zum Crescendo, und die Frau tritt in die Orgasmusphase. Im äußeren Drittel Ihrer Vagina spürt sie eine Reihe rhythmischer Zuckungen, in Abständen von ungefähr einer Sekunde, die zuerst sehr stark sind und dann langsam

abebben. Einige Frauen verspüren auch Kontraktionen an andern Orten des Körpers.
Während des Orgasmus steigern sich Pulsschlag, Blutdruck und Atmung noch mehr, bis sie einen Höhepunkt erreichen. Auf diesem Niveau bleiben sie während des heftigen Krampfes des Orgasmus, und hierauf klingen sie langsam wieder ab.
Das ist die Sage vom großen O. Es ist die Kulmination des Koitus. Die aufgebaute Spannung führt zur absoluten und endgültigen Entspannung. Es ist der Gegensatz von Anspannen und Loslassen, gefolgt vom plötzlichen Überschäumen sexueller Gefühle. Genau wie die Männer, haben auch die Frauen eine Erholungsphase. Es ist die Flaute. Die gesamte Muskelspannung des Körpers läßt langsam nach, und langsam verschwinden auch die Anschwellungen. Atmung und Pulsschlag werden innert weniger Minuten normal, aber die Klitoris braucht ungefähr eine halbe Stunde, bis sie ihre ursprüngliche Größe wieder erreicht hat. Die feine Schweißschicht, die den Körper während des Orgasmus bedeckt hat, verdunstet rasch. Das sexuelle Erröten bleibt länger. Manche Frauen bekommen einen pickelartigen Ausschlag, der oft mehrere Tage anhält.
Nach Masters und Johnson gibt es zwei Beweise für das Eintreten des Orgasmus. Wenn die Brustwarzen weiterhin steif bleiben, der sexuelle Ausschlag sich aber rasch wieder zurückbildet (wenn er überhaupt aufgetreten ist), dann dürfen wir mit an Sicherheit grenzender Wahrscheinlichkeit annehmen, daß ein Orgasmus stattgefunden hat. Die Anzeichen des Orgasmus sind jedoch nicht bei allen Frauen gleich stark.

Der weibliche Körperbau hat dem männlichen gegenüber einen zusätzlichen Vorteil. Wenn während der Erholungsphase die sexuelle Stimulation erneuert wird, dann können viele Frauen noch einen zweiten und dritten Orgasmus bekommen.
Ich möchte betonen, daß hier enorme Variationsmöglichkeiten vorhanden sind. Eigentlich gilt ja in diesem Buch wie überhaupt in der Medizin der Grundsatz, daß nichts für jeden und für alles Gültigkeit hat. Auch aus diesem Grund kann flexibles Denken nicht schaden.
Benützen Sie bitte diese Definitionen als ungefähren Wegweiser zu einem sinnvollen Verständnis der körperlichen Vorgänge. Es läuft nämlich durch alle diese Störungen ein roter Faden – die große Wahrscheinlichkeit, daß die Sexakupunktur ein gutes Mittel ist, Ihnen zur sexuellen Befriedigung zu verhelfen. Wenn Sie die Störungen mit dem Orgasmus vergleichen, so scheint der Orgasmus doch ein erstrebenswertes Ziel zu sein.

6. *In der Arztpraxis*

In den letzten fünf Jahren hat die Akupunktur in der Presse eine Verbreitung gefunden, die von keiner neuen wissenschaftlichen Entdeckung erreicht wurde – der Salk-Impfstoff gegen die Kinderlähmung inbegriffen. Es vergeht kaum ein Tag, ohne daß von einem neuen Anwendungsgebiet der Akupunktur berichtet wird. Oft sind die Ergebnisse erfolgreich und manchmal überraschend. In Anbetracht dieses Bekanntheitsgrades scheint mir die Schaffung einer Zentrale für Akupunktur, die vom Staat unterstützt würde, tunlich zu sein. Es gibt nämlich bis jetzt noch nichts ähnliches, und die Leute, die sich für die Akupunktur interessieren oder sich von einem qualifizierten Akupunkteur behandeln lassen möchten, sind auf ihre eigene Spürnase angewiesen.
In diesem Kapitel wollen wir versuchen, einige der Fragen zu beantworten, die Frauen und Männer immer wieder stellen, wenn sie sich näher für die Akupunktur im Zusammenhang mit sexuellen Problemen interessieren.

F: *Wenn ich mich einer Akupunkturbehandlung unterziehen will, wie finde ich einen Arzt, der sie beherrscht?*
A: Einige Staaten führen Register von Ärzten, die sich für die Akupunktur interessieren oder sie aktiv

ausüben. Sie können die Namen qualifizierter Ärzte diesen Registern entnehmen.

F: *An wen wende ich mich, um diese Adressen zu bekommen?*
A: An das staatliche Gesundheitsamt. Es gibt auch private Gesellschaften, die da zuständig sind.

F: *Wenn ich eine Sexakupunkturbehandlung mache, komme ich dann in eine gewöhnliche Arztpraxis?*
A: Jawohl. Und der Akupunkteur wird vermutlich ein ganz gewöhnlicher Arzt sein. Sie werden in eine vertraute Umgebung kommen. Die Einrichtung wird vermutlich bescheidener sein als gewöhnlich, denn zur Akupunktur braucht's nur wenig.

F: *Ist eine körperliche Untersuchung notwendig?*
A: Da wir alle sozio-psycho-biologische Mechanismen sind, ist es schwierig, Zustände oder Probleme von ihren Ursachen zu unterscheiden, ohne alle möglichen Störungsquellen zu erforschen. Zur Eruierung und Korrigierung dieser verschiedenen Störfaktoren ist eine körperliche Untersuchung unumgänglich.

F: *Was bringt diese Untersuchung?*
A: Eine medizinische Untersuchung ist mit der Inspektion eines Automobils zu vergleichen. Der Zweck ist, herauszufinden, ob ein Körpersystem oder ein Teil davon nicht richtig funktioniert. Hierauf wird man Sie psychologisch durchleuchten und Labortests unterwerfen, die wie die Spuren in einem Kriminalroman auf ein größeres Problem hinweisen und den Arzt in die richtige Richtung führen.

F: *Wird mich der Doktor vor der Untersuchung ausfragen?*
A: Allerdings wird er das. Er muß doch Ihr Problem verstehen. Also wird er sich zuerst einmal nach Ihrer Krankengeschichte erkundigen und wird Sie nach Krankheiten, Operationen, medizinischen Behandlungen und ähnlichem fragen.

F: *Soll ich meinem Arzt sagen, daß ich dauernd Medikamente nehme?*
A: Natürlich. Es gibt ja Medikamente, die den Effekt der Akupunktur verändern oder zunichte machen. Wenn Sie das dem Arzt verheimlichen, kann er es auch nicht in Betracht ziehen.

F: *Heißt das, daß ich aufhören muß, ein bestimmtes Medikament zu nehmen, wenn ich zu einem Akupunkteur gehe?*
A: Nein. Sagen Sie dem Arzt bloß, was Sie nehmen. Er wird Ihnen sagen, ob Sie damit aufhören sollen. Lassen Sie ihn entscheiden.

F: *Als ich mich kürzlich untersuchen ließ, hat der Doktor meine Reflexe getestet. Wird das auch gemacht werden?*
A: Vermutlich. Der Arzt wird eine neurologische Untersuchung vornehmen und Sie zum Beispiel bitten, die Augen zu schließen, die Arme auszubreiten und dann die Hände so aufeinander zuzubewegen, daß sich die Zeigefinger berühren. Das ist ein simpler Koordinationstest. Wenn Sie ihn bestehen oder wenigstens fast, ist das ein Beweis, daß Ihre allgemeinen Reflexe gut funktionieren.

Vielleicht macht er auch einen anderen Test – er läßt Sie mit geschlossenen Augen auf einem Bein balancieren. Oder er pickt Sie an verschiedenen Stellen mit einer Nadel am Rücken oder in den Beinen und fragt Sie dann, ob Sie überall dieselbe Schmerzempfindung gehabt hätten. Der Zweck ist, eine ungefähre Übersicht zu bekommen über den Zustand der Nervenbahnen in Ihrem Körper. Er kann auch einen Bleistift vor Ihren Augen hin- und herbewegen und Sie bitten, ihm mit dem Blick zu folgen. Diese einfachen Reaktionen geben Aufschluß über den Zustand Ihres Nervensystems.

F: *Wird der Arzt mir auch persönliche Fragen stellen? Ich habe mich analysieren lassen, und die Idee, daß da jemand in meiner Seele herumpfuscht, paßt mir gar nicht.*
A: Herumpfuschen ist eigentlich nicht das richtige Wort. Der Arzt wird Ihnen ein paar grundsätzliche Fragen stellen, damit er Ihre Mentalität kennenlernt, etwa über Leben, Glück, Kindheit etc. Es wird sicher keine tiefenpsychologische Untersuchung daraus werden. Er wird bloß nach schweren psychologischen Problemen suchen, die eine Behandlung illusorisch machen könnten.

F: *Wird der Arzt mir eine Menge persönlicher und vielleicht unangenehmer Fragen über mein Geschlechtsleben stellen?*
A: Das hängt davon ab, was Sie unter unangenehm verstehen. Persönlich werden die Fragen sicher sein. Vergessen Sie nicht, daß Sie bei einem Arzt sind. Sein Beruf ist es, Ihnen zu helfen. Da Sie wegen einer

sexuellen Störung zu ihm gegangen sind, wird er Sie sicher über Ihre sexuellen Aktivitäten und Ihre Einstellung gegenüber dem Sex fragen. Sagen Sie ihm rückhaltlos alles. Denken Sie an die alte Weisheit: Belüge nie deinen Anwalt, deinen Buchhalter und deinen Arzt. Jeder Arzt ist ja von Berufs wegen an die Schweigepflicht gebunden. Kein Mensch wird von Ihren Geheimnissen erfahren.
Da der Arzt körperliche Faktoren von emotionellen Elementen trennen muß, wird er Sie detailliert nach Ihrer Einstellung gegenüber dem Sex fragen. Wenn Ihnen das unangenehm sein sollte, dann vergessen Sie bitte nicht, daß es dem Arzt hilft, die medizinische Behandlung auszuwählen. Sexuelle Probleme sind nämlich selten einfach und beschränken sich selten nur auf die Sexualität. Oft ist auch eine sexuelle Störung bloß eine sekundäre Manifestation eines andern Übels. Nicht diagnostizierte Diabetiker und Anämiker sind oft impotent und steril, ohne die Ursache zu kennen. Manchmal funktioniert es auch umgekehrt – irgendeine andere Störung – wie zum Beispiel eine Depression – ist die Folge eines unbehandelten sexuellen Problems.

F: *Was genau sucht denn der Arzt eigentlich?*
A: Unter anderem möchte er ganz einfach herausfinden, ob Akupunktur indiziert sei. Manche Leute schwärmen nämlich für die Akupunktur, weil sie davon gehört und darüber gelesen haben und sie für ein Wundermittel halten. Das ist sie keineswegs. Wie Penicillin und Chirurgie ist sie manchmal nützlich, manchmal schädlich. Und viele Störungen, die man im Orient mit Akupunktur erfolgreich behandelt,

sprechen hierzulande auf diese Behandlungsart überhaupt nicht an. Die Akupunktur hat auch Nachteile. Wir wissen sogar, daß Leiden durch Akupunktur schon schlimmer geworden sind. Es muß also festgestellt werden, ob sie zur Anwendung gelangen soll, und je früher das geschieht, desto besser.

F: *Sie sagten, daß im Orient Erfolge erzielt worden seien, die man hier nicht wiederholen könne. Wie kommt das? Sind denn die Menschen nicht überall gleich?*
A: Nein. Wir sind doch das Produkt von Klima, politischen und sozialen Zuständen, Ernährungsweise, angeborenen Charakteristika, hygienischen und medizinischen Gewohnheiten, eingebildeten ethnischen Vorurteilen und anderen manchmal kaum beachteten Einflüssen. Diese Faktoren beeinflussen unsere Art, auf medizinische Behandlungen zu reagieren. Demzufolge sind die Reaktionen der Menschen auf der ganzen Welt verschieden.

F: *Wird mir der Doktor, nachdem er mich ausgefragt hat, sagen können, ob mir die Sexakupunktur helfen kann?*
A: Vielleicht, vielleicht nicht. Vielleicht braucht es weitere Untersuchungen, bis der Doktor eine Diagnose stellen kann. Seien Sie geduldig.

F: *Wird sich der Arzt auf mein sexuelles Problem konzentrieren oder alles an mir behandeln?*
A: Er muß Ihre Krankengeschichte und Ihren Körper schon etwas kennenlernen, besonders was Ihre Sexualfunktionen anbelangt.

F: *Können Sie mir einige Beispiele nennen?*
A: Nun, da gibt es einmal die Möglichkeit anatomischer Unzulänglichkeiten. Diese können Geburtsfehler sein, das heißt das Resultat einer Fehlentwicklung des Fötus, oder sie können durch eine Verletzung bei der Geburt oder in früher Kindheit entstanden sein. Wir wissen, daß Proteinmangel während der Schwangerschaft – das heißt, daß die Mutter nicht genügend Milch, Fleisch, Zerealien und Käse zu sich genommen hat – bei den Föten zu Deformationen führen kann, ebenso wie gewisse Tranquilizer wie zum Beispiel Thalidomid. Unlängst haben wir von werdenden Müttern gehört, die während der Schwangerschaft eine durch Medikamente verstärkte Abmagerungskur gemacht haben. Das badet dann der Säugling aus, der die Nachteile des Abnehmens und der Einnahme von Medikamenten zu spüren bekommt, und anatomische Schäden sind die Folge dieser beiden schädlichen Einflüsse. Solche Schäden können auch die sexuellen Funktionen beeinträchtigen.

F: *Wird der Arzt Tests machen?*
A: Das hängt ab von Ihrem Leiden und davon, wieviele zusätzliche Informationen er benötigt. Aufgrund des ersten Gesprächs kann er Blut- und Harnanalysen anordnen, angefangen von Routineuntersuchungen bis zu relativ exotischen Diagnosetechniken.

F: *Wie steht es mit dem Röntgen?*
A: In der Regel werden Sie nicht geröntgt, aber wenn der Arzt es tut, hat er bestimmt seine Gründe dafür. Übrigens wissen heute alle Ärzte, daß Röntgen-

strahlen nicht ungefährlich sind, und sie verwenden sie nicht einfach routinemäßig.

F: *Beeinflussen Drüsenstörungen meine Geschlechtsorgane und deren Funktionstüchtigkeit?*
A: Wie wir wissen, tun sie das, und deshalb muß Ihr Arzt auch diesbezüglich Untersuchungen anstellen. Hormone sind Substanzen, die von den endokrinen Drüsen produziert werden. Sie heißen endokrin, weil sie die Hormone, die sie produzieren, direkt in den Blutkreislauf entleeren, wo sie nicht nur Ihren Sexquotienten beeinflussen, sondern auch Ihren gesamten Organismus. Das männliche Sexualhormon heißt Testosteron, die weiblichen heißen Östrogen und Progesteron.
Sämtliche endokrinen Drüsen sind miteinander verbunden und gleichen einer Gruppe von Menschen, die einander an den Händen haltend einen Kreis bilden. Das Ausfallen einer einzigen Drüse bringt das gesamte System aus dem Gleichgewicht. Ihre Bedeutung für die Geschlechtsdrüsen, die zwei Glieder dieser Kette sind, und ihr Einfluß auf dieselben liegt deshalb auf der Hand.
Eine Untersuchung der Schilddrüse zur Feststellung, ob sie überaktiv ist oder träg, hat deshalb einen Einfluß auf sexuelle Störungen, und darum müssen auch noch weitere Labortests gemacht werden.

F: *Welche der Labortests sind für die Akupunktur am wichtigsten?*
A: Wie ich schon gesagt habe, ist eine Reihe komplizierter Blut- und Harnanalysen notwendig. Wenn man daraus gewisse Schlüsse bezüglich der Störung

ziehen kann, werden zusätzliche Tests gemacht werden.
Zum Beispiel kann der Bluttest zeigen, daß Sie anämisch sind. Das heißt, es mangelt an Protein, das den Sauerstoff transportiert. Vielleicht fehlen auch einige der anderen Proteine. Die Blutflüssigkeit ist ja bekanntlich voll von den verschiedensten Proteinen. Was die mit Ihrem Geschlechtsleben zu tun haben? Nun, ohne ein normal funktionierendes Blutsystem gibt es kein normales Geschlechtsleben.

F: *Verzögern alle diese Tests nicht die Therapie?*
A: Keineswegs. Seit den späten fünfziger Jahren macht ein Computer alle diese Tests in Bruchteilen einer Minute. Ein Test, der S.M.A. 12, bestimmt in einigen Sekunden ganz genau 12 Komponenten des Blutes. Diese Labortests liefern in kürzester Zeit jede Menge Informationen und sind fast unbezahlbar.

F: *Welche Fragen betreffend mein Geschlechtsleben wird der Doktor in diesem Stadium stellen?*
A: Er wird Sie nach Ihrer Familie befragen und nach Ihrem Herkommen, nach den Hintergründen, die zum gegenwärtigen Problem geführt haben. Er wird wissen wollen, ob die Störung ein Einzelphänomen ist, das nur bei einem bestimmten Partner oder in einer bestimmten Situation auftritt, oder ob es Ihnen jedesmal beim Geschlechtsakt passiert. Er wird wissen wollen, welche Einstellung Sie in der Kindheit den geschlechtlichen Dingen gegenüber hatten, welche Hemmungen und Verklemmungen Sie an der freien Entfaltung Ihrer Sexualität hindern, ob Sie diesbezüglich unter Schuldgefühlen leiden oder ob

dominierende Elternfiguren Ihnen die Wollust vermiest haben.

F: *Beeinflussen Größe und Form meiner Geschlechtsorgane meine sexuelle Tüchtigkeit in irgendeiner Weise oder gehört das in den Bereich der Sage?*
A: In der Regel sind Menschen, die sich über ihre Sexualorgane solche Sorgen machen, in der Kindheit zu Unrecht ausgelacht worden, haben schlechte Erfahrungen in Umkleideräumen gemacht, haben in Wettbewerben den Kürzeren gezogen, mit dem Ergebnis, daß sie sich für ungenügend halten. Tatsächlich spielt aber die Größe und Form des Geschlechtsorgans keine Rolle, vom rein kosmetischen Standpunkt einmal abgesehen. Wer sich über die Größe der Brüste oder des Penis sorgt, kriegt noch schnell einmal Angst, die sich dann wieder negativ auf das Sexualleben auswirkt. Der rohe Scherz: «Es kommt nicht darauf an, was du hast, sondern darauf, wie du es benützest», sollte leicht verändert werden und so lauten: «Es kommt nicht darauf an, was du hast, sondern darauf, wie du darüber denkst.»

F: *Wie stark wird sich der Arzt zu diesem Zeitpunkt für mein Gefühlsleben interessieren?*
A: Er wird sich sehr dafür interessieren. Eine Depression ist ja zum Beispiel oft ein Vorbote verminderten sexuellen Interesses – und vice versa. Das führt dann zu einem Teufelskreis: Je stärker die Depression, desto geringer der Sexualtrieb. Je unglücklicher das Geschlechtsleben, desto stärker die Depression. Vielleicht testet der Doktor den Patienten auf Depressionen.

F: *Warum?*
A: Nun, der Arzt sucht ja nach verborgenen Krankheiten. Wie ich schon sagte, beeinflußt Melancholie sehr stark die sexuelle Leistungsfähigkeit. Vielleicht wird Ihnen der Arzt einige der folgenden Fragen stellen:
Fühlen Sie sich niedergeschlagen und traurig?
Ist Ihnen immer so zumute oder nur manchmal?
Geht's Ihnen frühmorgens besser?
Haben Sie Weinkrämpfe oder ist es Ihnen oft ums Weinen?
Wenn ja, nur am Morgen oder die ganze Zeit?
Essen Sie heute genausoviel wie früher oder weniger oder mehr?
Können Sie nachts nicht schlafen? Können Sie nicht einschlafen oder wachen Sie oft auf?

F: *Was ist, wenn mein Sexualleben zwar technisch gesehen funktioniert, aber fad ist und überhaupt nicht meinen Erwartungen entspricht?*
A: Ein solcher Patient hat vielleicht den richtigen Partner noch nicht gefunden. Abgesehen davon hat er oder sie vielleicht ganz einfach die Erwartungen zu hoch geschraubt – vielleicht hat er zu viele Bücher gelesen, in denen «die Erde bebte» oder hat im Kino zu viele feurige, unrealistische Liebesszenen gesehen. Er geht dann bezüglich sexueller Erfüllung ganz einfach von falschen Voraussetzungen aus. Vielleicht leidet er auch an der verbreitetsten Störung unserer gestreßten, verstädterten Welt – an sexueller Erschöpfung. Ja, hier kann die Akupunktur manchmal helfen. Daneben kann aber eine gesündere geistige Einstellung auch nichts schaden.

F: *Wie darf ich das bitte verstehen?*
A: Nun, jeder sollte sich selber einmal in Frage stellen und für sich selber die universellen Grundwerte Liebe, Lust und Sexualität neu definieren – besonders sich den Unterschied zwischen Liebe und Lust klarmachen.

F: *Ist das notwendig? Das wissen wir doch.*
A: Nur die wenigsten haben ihre Ansichten seit der Kindheit revidiert. Die meisten Erwachsenen sind diesbezüglich sitzengebliebene Schüler, die aus den überkommenen Ideen nicht mehr schlau werden. Die Zahl der Mütter, die ihren Kindern sagten, Sex sei etwas Schmutziges, ist ungefähr gleich groß wie die Zahl, die sie zur Promiskuität ermunterten. Ein Mädchen, das sieht, wie seine Mutter einem Mann nach dem andern auf den Schoß sitzt, wird sich dieses Verhalten zum Vorbild nehmen, genau wie ein Kind, das in einem Haus ohne Zärtlichkeit aufwächst, jede harmlose Freundlichkeit als Promiskuität auffassen wird. Wo ist der Maßstab, der solchen armen Kindern sagt, was richtig ist und was falsch?
Ein heranwachsendes Kind, das den Kopf voller konfuser Ideen hat, kommt nicht darum herum, neue Wertmaßstäbe zu suchen. Im Versuch, das Gute vom Bösen zu unterscheiden, wird das verwirrte Kind die Eltern in Archetypen einteilen und wird dann die Mitglieder des anderen Geschlechtes, sobald sie interessant werden, in gute Mädchen und schlechte Mädchen, und in gute Jungen und böse Jungen einteilen. Auf die gute Seite des Leutehauptbuchs wird das Kind bewußt oder unbewußt jene Attribute hinschreiben, die ihm wertvoll scheinen. Auf die

schlechte Seite das übrige, wodurch die Welt in unrealistischer Weise eingeteilt wird. Das wirkliche Leben besteht aus vielen Grautönen, nicht aus Schwarz und Weiß.
Wenn die Eltern einem Kind die Sexualität verbogen haben, indem sie ihm eintrichterten, daß Sexualität etwas Böses sei, kommt der Sex in eine Kategorie, aus der ihn der Erwachsene auch dann nicht mehr herausnehmen kann, wenn er mit jemandem Liebe machen will, der «gut» ist. Mit anderen Worten: Wenn ein kleiner Junge seine Welt einteilt in Madonnen und Huren, das heißt in Frauen, die man heiraten kann und in solche, die nur fürs Bett sind, dann ist er ein sicherer Kanditat für sexuelle Störungen, wenn er ein großer Junge geworden ist. Dasselbe gilt für kleine Mädchen, wenn es auch im Detail etwas anders verlaufen mag.

F: *Wie beeinflußt denn meine geistige Einstellung gegenüber der Sexualität meine sexuelle Leistungsfähigkeit?*
A: In der heutigen Medizin wird keine scharfe Linie mehr gezogen zwischen geistiger und körperlicher Störung. Mit Ausnahme der Infektionskrankheiten liegen allen sexuellen Störungen auch psychologische Elemente zugrunde. Der Geist oder die Seele kann tatsächlich Veränderungen in den Organen bewirken. Starke psychologische Faktoren können zum Beispiel eine gesunde Gebärmutter in eine kranke verwandeln.

F: *Gott, wie bizarr! Können Sie mir ein Beispiel geben?*

A: Ein Paradebeispiel dafür ist die Scheinschwangerschaft.

F: *Was ums Himmels willen ist denn das?*
A: Eine Scheinschwangerschaft ist ein Zustand, der im sexuellen Bereich auf wunderbare Weise die Macht des Geistes über den Körper beweist. Hier produziert die Frau alle Zeichen der Schwangerschaft, als da sind vergrößerter Uterus, dicker Bauch, vergrößerte Brüste, Aussetzen der Periode. Alles stimmt. Bloß gibt es nach neun Monaten kein Baby. Das überrascht natürlich den behandelnden Arzt keineswegs, der die Frau schon lange vergeblich davon zu überzeugen versuchte, daß sie überhaupt nicht schwanger sei. Was so erstaunlich ist, ist die Macht des Geistes, in die Physiologie einzugreifen. Mit Schrecken wird man sich hier bewußt, daß er da auch bei geringeren Störungen seine Hand im Spiele haben kann, oft ohne daß Arzt oder Patient es auch nur ahnen.

F: *Das alles ist ja sehr kompliziert, nicht wahr? Wenn die körperliche Untersuchung einmal abgeschlossen ist, wird dann endlich über die Anwendung der Akupunktur entschieden? Wird der Doktor die Akupunktur mit andern Therapien anwenden oder wird er bloß eine Methode vorschlagen?*
A: Der Arzt wird Ihnen zeigen, wie Sie Ihren Körper «überholen» können, um ihn zu seiner vollen Leistungsfähigkeit zu bringen. Hierauf wird er, so es notwendig ist, Akupunktur anwenden, er wird Sie seelisch aufmotzen und Ihnen medizinische Ratschläge geben.

F: *Gibt es für Sexakupunkturkandidaten eine Altersgrenze?*
A: Am unteren Ende der Skala schon. Schließlich braucht es ja eine gewisse Zeit, bis die verschiedenen Faktoren eine sexuelle Störung bewirken. Am oberen Ende der Skala haben wir einige Oldtimer, die ihre andauernde sexuelle Aktivität der Sexakupunktur zuschreiben.

F: *Kann ich mich auch einer Sexakupunkturbehandlung unterziehen, wenn ich schwanger bin.*
A: Kaum. Die Punkte, die zur Stimulierung oder zur Behebung verschiedener sexueller Störungen gestochen werden, können Fehlgeburten verursachen. Auch das ist einer der Gründe, warum vor der Behandlung eine gründliche Untersuchung unerläßlich ist.

F: *Was wird denn noch untersucht?*
A: Zum Beispiel wird der Arzt Sie fragen, ob Sie ein Pessar tragen.

F: *Warum sollte das den Arzt interessieren?*
A: Das Stechen der Punkte, das zu einer Fehlgeburt führen kann, kann auch das Pessar verrücken. In der Regel wird der Arzt bei einer Frau mit einem Pessar andere Punkte stechen als bei einer Frau, die andere Mittel der Geburtenkontrolle anwendet.

F: *Stört ein Diaphragma die Sexakupunktur?*
A: Nein. Nur ein Pessar kann ein kleines Problem bilden. Aber eigentlich ist es gar kein Problem, sondern bloß ein zu berücksichtigender Faktor.

F: *Gibt es noch andere Faktoren, die der Arzt vor Anwendung der Sexakupunktur berücksichtigen muß?*
A: Ja. Es gibt einen sehr wichtigen Faktor, den der Arzt zu berücksichtigen hat, nämlich ob Sie einen Herzschrittmacher oder sonst ein elektronisches Gerät in Ihrem Körper haben.

F: *Wie sollte denn ein Herzschrittmacher der Akupunktur in die Quere kommen?*
A: Die Nadeln haben keinen Einfluß auf ihn, aber manchmal verwendet der Arzt zusätzlich zur Verstärkung der Wirkung der Nadeln ein elektronisches Gerät, einen sogenannten *Stimulator.* Dieser Stimulator leitet einen winzigen Bruchteil eines Volts in die Nadeln, wodurch sie vibrieren und besser wirken. Unter normalen Umständen verstärkt das die Wirkung, ohne im geringsten zu schaden. Es besteht jedoch die kleine Möglichkeit, daß der Gebrauch eines Stimulators den Herzschrittmacher stört. Obschon diese Möglichkeit nur ganz gering ist, wird der Arzt sie doch vor dem Beginn der Behandlung in Betracht ziehen müssen.

F: *Wenn sich der Doktor für die Akupunktur entschlossen hat, wie geht er dann vor?*
A: Er wird kleine Nadeln, die dünner sind als menschliches Haar, an verschiedenen Stellen Ihres Körpers, die sich seit Jahrhunderten als zur Stimulierung der sexuellen Aktivität geeignet erwiesen haben, hineinstechen. Er wird Sie ersuchen, sich diese Stellen zu merken und wird Ihnen dann die Sexakupressur beibringen, das ist Sexakupunktur ohne Nadeln, die Sie zu Hause ausüben können. Der Patient und

sein Partner werden diese Technik zwischen den Besuchen beim Arzt zu Hause anwenden.

F: *Wird während der Behandlung eine Schwester anwesend sein?*
A: Das ist schwer zu sagen. Das hängt davon ab, wie der betreffende Arzt seine Praxis führt. Einige Ärzte haben eine ausgebildete Krankenschwester, andere arbeiten lieber allein. Wenn Ihnen die Gegenwart einer Krankenschwester eine Beruhigung ist, und wenn der Arzt eine zur Verfügung hat, dann können Sie ihn ja schön bitten, sie hinzuzuziehen. Mit der Zeit werden Sie es dann sicher auch ohne Krankenschwester aushalten.

F: *Wie sehen die Nadeln denn aus?*
A: Die Nadel selber ist ungefähr zwei bis drei cm lang und so dünn wie Menschenhaar. Der Griff ist etwas dicker und ungefähr gleich lang.

F: *Aus welchem Material ist die Nadel?*
A: Sie sind fast immer aus rostfreiem Stahl. Die Griffe sind manchmal aus Silber, aber in der Regel sind sie auch aus Stahl.

F: *Sind sie sterilisiert?*
A: Was glauben Sie eigentlich? Sie sind genau so sterilisiert wie die Nadeln für eine subkutane Spritze. Einige Ärzte benützen sterilisierte Wegwerfnadeln. Sie finden diese Einwegmethode praktischer. Andere Ärzte verwenden die Nadeln mehrmals, nachdem sie sie frisch sterilisiert haben. Sie werden also nur mit sterilisierten Nadeln behandelt.

F: *Werden mit Hilfe der Nadeln irgendwelche Medikamente eingespritzt?*
A: Nein. Es werden nur die bloßen Nadeln eingeführt. Übrigens sind die Nadeln nicht hohl, und man könnte mit ihnen gar nichts einspritzen.

F: *Blutet es?*
A: Nein. Es mag vorkommen, daß nach dem Herausziehen der Nadel ein Blutstropfen bleibt, aber das geschieht wirklich sehr selten. Die Nadeln sind so fein, daß sie normalerweise keine Blutgefäße treffen.

F: *Bleiben Wunden zurück?*
A: Manchmal die Spur eines Kratzers, dort, wo die Nadel hineingestochen wurde.

F: *Wird die Behandlung mich nervös machen?*
A: Wenn Sie ein Durchschnittspatient sind, dann werden Sie vielleicht beim ersten Mal etwas nervös sein. Nachher werden Sie aber mit großer Wahrscheinlichkeit die Behandlung gleichmütig über sich ergehen lassen. Sollten Sie aber nervös sein, dann sagen Sie es ruhig dem Arzt. Er wird Sie zu beruhigen wissen.

F: *Wie geht denn das Hineinstechen eigentlich vor sich?*
A: Es gibt hier zwei verschiedene Arten: Einige Ärzte nehmen die Nadel einfach am Griff und stossen sie schnell in die Haut, genau wie man das bei einer gewöhnlichen Spritze macht. Andere stecken die Nadel in ein Metallröhrchen, das etwas kürzer ist als die ganze Nadel, so daß der Griff hervorschaut. Nun ge-

ben sie dem Griff mit der Fingerspitze einen kleinen Klaps und schon ist die Nadel drin.
In beiden Fällen handelt es sich darum, daß die Nadel schnell eindringt, weil sich die meisten der Nerven, die Schmerzen verursachen, dicht unter der Haut befinden. Je schneller die Nadel eindringt, desto weniger Schmerzen bereitet sie. In der Regel werden Sie sie nicht spüren.

F: *Soll ich dem Doktor dabei zuschauen?*
A: Das müssen Sie selber wissen. Auf die Behandlung hat es keinen Einfluß. Manchen Patienten ist es wohler, wenn sie zuschauen, andere wieder schließen die Augen fest. Halten Sie es ganz wie Sie wollen.

F: *Wie tief werden die Nadeln hineingesteckt?*
A: Das ist verschieden und hängt ab von der Lage des Punktes und der Störung, die behandelt wird. In manchen Fällen wird die Nadel gerade die Haut ritzen, in andern geht sie ungefähr 2 Zentimeter oder etwas mehr ins Fleisch, aber kaum je tiefer als eine Injektionsnadel.

F: *Wieviele Nadeln wird der Doktor verwenden?*
A: Das hängt von der Störung ab, die behandelt wird. Manchmal genügen zwei bis drei Nadeln, dann braucht's wieder neun bis zehn. Sei dem, wie ihm wolle, es ist harmlos. Da es überhaupt nicht weh tut, ist die Anzahl der Nadeln ohne Bedeutung.

F: *Wie lange läßt man die Nadeln stecken?*
A: Es gibt da keine allgemeingültigen Vorschriften. Bei gewissen Fällen sticht der Arzt den Punkt, dreht

die Nadel zwischen seinen Fingern und zieht sie sofort wieder heraus. In andern Fällen läßt er sie zwanzig Minuten bis eine halbe Stunde stecken.

F: *Muß ich mich zu diesem Zweck hinlegen?*
A: Vermutlich. Die meisten Ärzte glauben, es sei für den Patienten bequemer, wenn er ausgestreckt liegt.

F: *Dann muß ich mich für diese Behandlung wohl ausziehen?*
A: Ja, eigentlich schon. Bei vielen Ärzten hat es Untersuchungskleider aus Baumwolle oder Papier, und die werden Sie anlegen müssen.

F: *Wird der Arzt alle Nadeln aufs Mal hineinstecken?*
A: Das ist verschieden. Manchmal wird der Arzt einige Nadeln hineinstecken und sie wieder herausziehen, bevor er die restlichen hineinsticht. Es gibt keine festen Regeln.

F: *Muß ich während dieser Behandlung etwas tun?*
A: Kurioserweise ja. Sie müssen mithelfen. Zwar weiß der Akupunkteur genau, wo jeder Punkt ist, aber manchmal will er wissen, ob er ihn auch getroffen hat. Dabei können Sie ihm helfen. Im Moment, wo die Nadeln entweder auf der Haut oder darunter auf den Akupunkturpunkt treffen, werden Sie etwas spüren. Es kann ein Kribbeln sein, eine Betäubung, etwas Stumpfes, vielleicht auch so etwas wie ein leichter elektrischer Schlag. Es ist schwierig zu beschreiben, aber Sie werden etwas spüren. In China heißt das *T'chei*, und es bedeutet, daß die Akupunkturnadel dort getroffen hat, wo sie treffen mußte. Der

Akupunkteur wird vielleicht Ihr «Das ist es» als Bestätigung hören wollen.

F: *Macht der Doktor etwas mit den Nadeln, während sie drinstecken?*
A: Einige Akupunkteure verstärken die Wirkung der Nadeln, indem sie sie mit einem elektronischen Stimulator verbinden. Dieses Gerät hat ungefähr die Größe eines Kofferradios und ist versehen mit Schaltern, Knöpfen und einigen Kabeln. Durch diese Kabel wird etwas Strom in die Nadeln geleitet. Dieser Strom wird impulsweise ausgestrahlt und verursacht einen regelmäßigen Piepston. Das Gerät ist ein moderner Ersatz für das Drehen der Nadeln, mit dem die alten Ärzte die Wirkung der Akupunktur zu verstärken pflegten.

F: *Tut das weh?*
A: Nein, überhaupt nicht. Sie werden die Impulse spüren und wieder ein merkwürdiges Gefühl haben, aber weh tut es nicht. Übrigens wird der Arzt, sobald er das Gerät einstellt, Ihnen sagen, daß Sie sofort protestieren sollen, wenn es Ihnen unangenehm ist. Er wird das Gerät hierauf schwächer einstellen.

F: *Was werde ich während der Behandlung spüren?*
A: Nicht viel. Da die Nadeln völlig schmerzlos sind, werden Sie bloß die wiederholten Impulse des Stimulators spüren. Nach einigen Behandlungen, wenn der Reiz der Neuheit dahin ist und die Angst abgeklungen, werden Sie vielleicht sogar einschlafen. Viele Patienten schlafen während der Akupunkturbehandlung. Das macht sie so entspannend.

F: *Und nach der Behandlung? Werde ich dann ein anderer Mensch sein?*
A: Das ist sehr wohl möglich und gehört zu den Vorteilen der Akupunktur. Viele Patienten sind direkt euphorisch – so als wären sie ein wenig «high». Sie sind entspannt und fühlen sich so richtig wohl. Viele sagen, Sie hätten das Gefühl erneuerter Energie, so als wären sie frisch «aufgeladen». Sie dürfen also erwarten, daß Sie entspannt sind, besserer Laune und vielleicht ein bißchen mehr mit der Welt zufrieden. Ich kann mich nicht erinnern, daß ein Patient nach der Behandlung gereizt oder nervös gewesen wäre, ganz egal wie gereizt und nervös er zu Beginn war. Einige Patienten erfahren sogar eine Verstärkung der sinnlichen Wahrnehmungsfähigkeit, behaupten, besser zu sehen und zu hören und Musik, Bilder, Farben und selbst den Straßenlärm stärker zu empfinden.

F: *Das tönt ja toll. Können Sie mir das auch garantieren?*
A: Ich kann nicht einmal garantieren, daß die Patienten, die alle diese Besserung zu spüren behaupten, sie in Wirklichkeit auch spüren. Ich kann Ihnen aber mit gutem Gewissen versprechen, daß Sie entspannter und ruhiger sein werden, aber darüber hinaus weiß ich nichts – ich weiß es einfach nicht. Es ist auf jeden Fall eine positive und angenehme Erfahrung, und wenn Sie einen dieser zusätzlichen Gewinne daraus ziehen sollten, dann gönne ich es Ihnen.

F: *Wieviele Sitzungen werde ich ungefähr brauchen?*
A: Unter optimalen Bedingungen reichen acht bis zehn aus. Wenn es sich jedoch um ein tiefliegendes

psychologisches Problem handelt, dann braucht es zur Lösung schon etwas mehr Zeit. Vielleicht muß auch der Sexualpartner des Patienten aus psychologischen und erzieherischen Gründen in die Behandlung kommen.

F: *Wie lange wirkt die Behandlung?*
A: Bei der richtigen Diagnose und wenn beide Partner intelligent und kooperativ sind, wird die Wirkung andauern. Hie und da eine Nachkur kann indessen nicht schaden.

F: *Müssen wir jedesmal, wenn wir Liebe machen, auch die zusätzliche Akupressurtechnik anwenden?*
A: Ja, vor allem am Anfang. Nachher nicht mehr regelmäßig. Wenn jedoch die Schwierigkeiten sich wieder melden sollten, müssen Sie die Behandlung verstärken: häufiger, fester und länger akupressieren. Darüber im Detail später mehr.

F: *Wenn ich keinen Doktor finde, der mich mit Akupunktur behandelt, kann ich dann zu Hause Akupressur anwenden?*
A: Ja. Aber ideal ist das nicht. Sie dürfen nicht vergessen, daß Akupressur nur halb so wirksam ist wie Akupunktur und in vielen Fällen, die Akupunktur erheischen würden, kein geeigneter Ersatz ist.

F: *Kann ich Akupunktur auch selber anwenden?*
A: Das ist keine gute Idee. Es ist schon gescheiter, wenn Sie sich von einem Arzt behandeln lassen, der die Technik beherrscht und ein staatliches Diplom hat.

7. Sexakupressur zu Hause

Nachdem der Arzt Ihnen nun gezeigt hat, wie durch Stechen der Akupunkturpunkte Ihr Sexualleben stimuliert werden kann, müssen Sie lernen, wie Sie diese Wirkung zwischen den Besuchen beim Arzt noch verstärken können. Dies geschieht zu Hause durch Anwendung der Akupressur, die ein wichtiges Mittel zur Belebung Ihres Sexuallebens und zur Verstärkung ihres Geschlechtstriebes ist.

F: *Worin unterscheidet sich Akupressur von Akupunktur?*
A: Akupressur kann ohne Nadeln auskommen. Die Nadeln werden ersetzt durch andere Werkzeuge, nämlich Ihre Hände und Füße, die drücken, pressen und massieren. Der Daumenballen, die Handkante, die Fingerkuppen, die Fersen, die Fußsohlen etc.

F: *Werden diese «Werkzeuge» nicht auch bei den orientalischen Kampfsportarten benützt?*
A: Ja, aber um jemanden zu verletzen, zu lähmen oder gar zu töten. Wenn sie in therapeutischer Absicht angewendet werden, so geschieht das auf andere Art und Weise, und Häufigkeit und Stärke sind ganz verschieden. Das Prinzip jedoch ist dasselbe. Es wird auf jene Körperstellen Druck ausgeübt, wo sich Nervengewebe befinden oder wo Nervenbahnen vor-

beiführen. So gibt es zum Beispiel einzelne dicke Nervenstränge, die die Atmung behindern, wenn man sie fest drückt, und sie fördern, wenn man das sanft tut. Andere hinwiederum beeinflussen das Herz. Die Möglichkeiten positiver und negativer Beeinflussung sind groß, aber es besteht keine Gefahr, daß man zufällig zwischen diesen beiden Extremen Verwirrung stiftet.
Zusätzlich kann Druck angewendet werden auf Nervenknoten, sogenannte Ganglien, von denen viele sich direkt unter der Haut befinden. Es handelt sich um Sammelstellen von Nervenenden, die, wenn sie zu stark gedrückt werden, den Blutdruck so verändern können, daß eine Ohnmacht eintritt. Massiert man sie jedoch sanft, können sie bei einem Schlag- oder Herzanfall die Zirkulation wieder in Gang bringen. Durch Druck auf die Ganglien können jede Menge Veränderungen bewirkt werden. Dies ist besonders für die Sexakupunktur von Bedeutung: Wir versuchen ja jene Ganglien zu beeinflussen, die auf die Fortpflanzungsorgane wirken. Je mehr man diese Ganglien benützt, desto stärker ist die Wirkung, und Jahrhunderte praktischen Herumprobierens an Millionen von Menschen in Europa und Asien haben die Akupresseure die feine Kunst gelehrt, durch Stimulierung der Punkte, von denen wir nun reden wollen, den Geschlechtstrieb zu verstärken.

F: *Wird dadurch mein Blutdruck beeinflußt?*
A: Ja. Der Blutdruck kann durch direkten Druck auf die großen Blutgefäße beeinflußt werden. Aber noch wichtiger sind die in 5000jähriger Erfahrung entdeckten Akupunkturpunkte, die in unerklärlicher Weise

sowohl die Nerven- als auch die Blutgefäße beeinflussen.

F: *Ist das etwas ähnliches wie die Wiederbelebungspunkte beim Judo?*
A: Richtig. Die Judo-Wiederbelebungspunkte sind genau das, was der Name sagt. Sie wurden verwendet, um einen niedergeschlagenen Anfänger wieder zu beleben, und sind in manchen Fällen identisch mit den Tonisierungspunkten, die wir aus der Akupunktur kennen. Bei den Kampfsportarten sind die Geschlechtsorgane ein bevorzugter Angriffspunkt, und ihre Wiederherstellung war von großer Wichtigkeit. Glücklicherweise können diese Punkte nicht nur zur Belebung eines verwundeten Kriegers benützt werden, sondern auch zur Wiedererweckung von Körpern, die in die sexuelle Langeweile abgeglitten sind oder deren Geschlechtstrieb von den «Judoschlägen» ihres streßvollen Lebens verletzt wurde.

F: *Tut die Akupressur weh?*
A: Überhaupt nicht. Das Grundprinzip der Anwendung der Akupressur, sei es nun im sexuellen Bereich oder sonst, ist, daß der Patient den angewendeten Druck immer leicht aushalten kann. Akupressur ist korrektiv, kräftigend, therapeutisch. Und die Sexakupressur macht zusätzlich Spaß und stimuliert, denn die Partner können sie aneinander anwenden. Allein die Erforschung und Lokalisierung der zu stimulierenden Punkte ist schon eine Form des Liebesspiels, und das Übergehen zur sexuellen Stimulierung und dann zum Geschlechtsakt selber, das macht das Leben aus, sexuell gesprochen.

F: *Wenn ein Paar im Bett ist, wer tut wem was?*
A: Nicht so schnell. Bevor Sie ins Bett springen und mit dem Fummeln anfangen, braucht es etwas Verständnis und einige Vorbereitungen. Akupressur ist eine Kunst und verlangt ein Studium. Bevor Sie ins Bett gehen, nehmen beide am besten in aller Ruhe ein wohlduftendes Bad. Das kann ganz bestimmt nicht schaden. Spezielle Aufmerksamkeit sollte dabei dem Perineum gewidmet werden, der Stelle zwischen dem Anus und den Genitalien. Hier befindet sich einer der Meisterpunkte der geschlechtlichen Gesundheit, den die amerikanischen Akupunkteure den Ersten Direktorpunkt nennen, und die Chinesen *Hui Yin,* den Treffpunkt der Weiblichen Kraft.

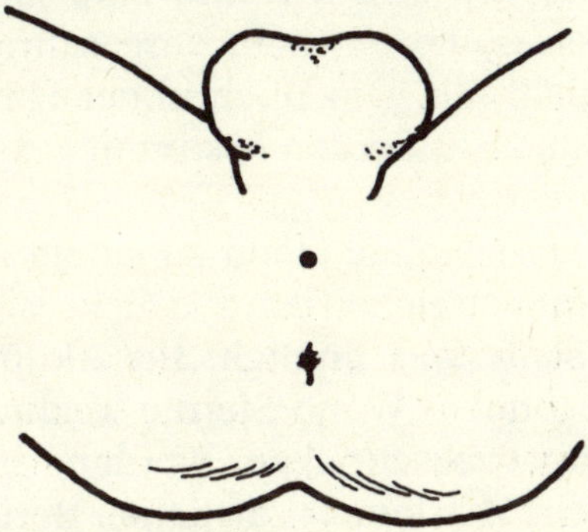

Nachdem Sie einander abgetrocknet haben, parfümieren Sie Ihre Körper mit einem milde duftenden Parfüm. Lavendel etwa ist sehr gut oder Zaubernuß, besser als schwere und teure Parfüms. Parfümieren Sie den Intimbereich, das Perineum, das Gesäß und die Oberschenkel. Der Zweck ist mehr ein physiologischer als ein romantischer. Das Einreiben präpariert nämlich die Haut und das darunterliegende Gewebe, indem eine milde Hyperämie – ein Erröten – produziert wird und ein Prickeln, das noch mehr Blut in diese Körpergegend lenkt und die Nerven erregt, was die Haut empfänglicher macht für die sinnlichen Wahrnehmungen. Im folgenden Stadium pudern die Liebenden einander mit Körperpuder ein, wodurch verhindert wird, daß die Blutüberfüllung in Schweißabsonderung übergeht.

Nun wird es langsam Zeit fürs Bett. Während der Vorbereitung – dem Baden, Tätscheln, Pudern und Parfümieren – hat sich der psycho-physiologische Teil, die echte Begierde gesteigert, denn Erwartung erzeugt Begierde, und die Hand kann nun ihre Entdeckungsreise von einem Punkt zum andern beginnen. Die Reiseroute ist nicht vorgeschrieben – machen Sie's nicht mit dem Buch in der Hand, sondern mit Liebe – und Sie werden bestimmt auf Ihre Kosten kommen.

Wenn die karessierende Hand zu einem Akupressurpunkt kommt, streichelt und drückt sie abwechslungsweise sanft und sinnlich. Ihr Akupressurabenteuer hat begonnen. Wenn Sie die Techniken, die in diesem Kapitel beschrieben werden, beherrschen, werden Sie ein Meister der zärtlichen Berührung sein.

F: *Welche Techniken gibt es in der Sexakupressur?*

A: Es gibt zwei Arten – die, die während des Liebesaktes verwendet werden und die, die man anwendet zur Stärkung der Sexualität. Im Bett kommt es darauf an, Akupressur- und Liebestechnik in eins zu verschmelzen und den Liebesakt zu verstärken durch ein Vorspiel, das Nerven-, Kreislauf- und andere

Systeme des Körpers vorbereitet auf jene großartige synergetische Funktion der Systeme, die man Orgasmus nennt. Indem die Nerven auf diese Weise sensibilisiert werden, wird der Orgasmus verstärkt.
Der wesentliche Schritt zur Revitalisierung eines sexuellen Krüppels oder eines Menschen mit einem faden Geschlechtsleben besteht darin, täglich die weiter entfernteren Punkte zu benutzen, von denen wir gleich sprechen werden. In der Terminologie der Akupunktur heißen die beiden Möglichkeiten: Stimulation (Tonisierung), wenn der allgemeine Tonus niedrig ist (das heißt, wenn der Geschlechtstrieb nachläßt), und Sedierung (Dämpfung), wenn der Geschlechtstrieb zu stark ist. Der letztere Fall kommt allerdings selten vor.

F: *Erfordert Akupressur körperliche Kraft?*
A: Nein, nicht eigentlich. Die Kraft des Durchschnittsmenschen ist mehr als ausreichend.

F: *Was mache ich, wenn mein Partner diese Techniken albern findet?*
A: Sagen Sie, daß es doch beiden Freude mache, daß es doch etwas Zärtliches sei. Indem Sie Ihren Partner davon überzeugen, daß ein gegenseitiger Zärtlichkeitsaustausch wünschenswert ist, überreden Sie ihn auch zu einer neuen Haltung Ihnen gegenüber, was der gegenseitigen Beziehung sicher nur förderlich sein kann.

F: *Wenn nur einer von uns sexuelle Störungen hat, müssen wir dann beide Akupressur machen oder genügt es, wenn es einer tut?*

A: Natürlich reicht es, wenn es nur einer dem andern macht, schließlich braucht man ja einen, der es nicht nötig hat, sich übermäßig zu erregen. Aber im allgemeinen ist es besser, wenn man es gegenseitig macht, wie bei jedem andern Aspekt der Geschlechterliebe auch. In der Regel wollen ja die meisten Menschen die Lust ihrer Geliebten erhöhen, und es wird so herauskommen, daß auch der, der keine Störungen hat, begeistert mitmacht.

F: *Kann man es auch übertreiben?*
A: Sicher nicht. Der Körper wird Ihnen mitteilen, wenn er genug Akupressur hat, und Sie werden dann ganz von selber damit aufhören und zum Koitus übergehen.

F: *Was ist der Unterschied zwischen Akupressur und Schiatzu?*
A: Eigentlich keiner. Akupressur ist eine Variante von Schiatzu, einer orientalischen Technik, die im Osten weit verbreitet ist und vor allem in Japan sehr beliebt ist. Sie kommt wie die Akupressur von der alten chinesischen Akupunktur her. Im Grunde ist es ein und dieselbe Technik. Die Behauptung, die japanischen Frauen gingen auf dem Rücken ihrer Männer spazieren, gehört übrigens keineswegs ins Reich der Fabel. Indem sie das tun, stimulieren sie nämlich viele Akupressurpunkte entlang wichtiger Meridiane.

F: *Sind die Akupressurpunkte bei Mann und Frau die gleichen?*
A: Ja. Die Punkte sind die gleichen, aber die Lage ist von Mensch zu Mensch verschieden, entsprechend

Körpergröße und Körpergestalt. Die Methode des Ortens dieser Punkte ist simpel: Sie messen den Abstand mit *Ihren* Körperteilen. Wenn ich Ihnen zum Beispiel sage, daß ein gewisser Punkt zwei Daumenbreit von Ihrem Knie ist, dann werden Sie den Punkt finden, wenn Sie den Abstand mit Ihrem *eigenen* Daumen messen. Ein größerer Mensch hat einen größeren Daumen. Die Natur ist sehr symmetrisch.

F: *Sind die Akupressurpunkte dieselben wie die Akupunkturpunkte?*

A: Ja. Es kommen einige hinzu, die wir von den Kampfsportarten ausgeborgt haben. Der *ledum*-Punkt auf der Brust wird bei der Akupressur zur

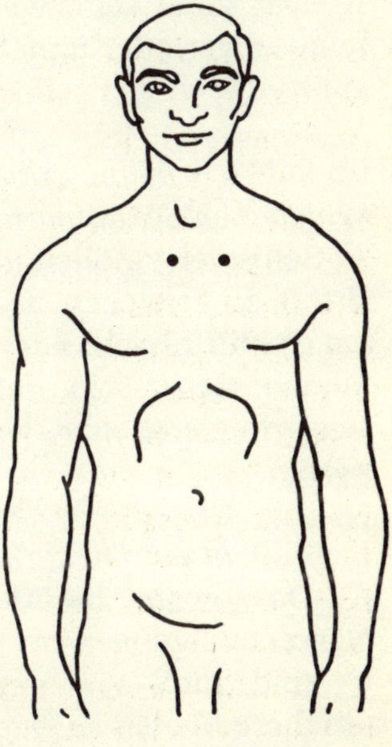

Wiederbelebung benützt. Er wurde auch benützt, wenn ein Krieger einen Tritt in die Leistengegend bekam. Man findet ihn in der Regel nicht auf den Akupressurtafeln, aber in einigen späteren Ausgaben von moderneren Tafeln ist er aufgezeichnet.

F: *Wer soll mit der Akupressur anfangen? Der Mann oder die Frau? Ist das überhaupt wichtig?*
A: Das hängt ab von der Beziehung des Paares. Der Mann ist nicht immer der, der beginnt. Vor allem heute macht die Frau nicht nur in vielen Fällen die Avancen, sondern beherrscht mehr oder weniger die gesamte sexuelle Begegnung.

F: *Ergeben sich daraus keine Probleme?*
A: Das kann sein, wenn die Umkehrung der Rolle feindseliger oder unnatürlicher Art ist und sich nicht ganz einfach von selbst versteht.

F: *Soll ich meine Akupressurtechniken meinen verschiedenen Sexualpartnern anpassen?*
A: Selbstverständlich muß man, um ein Maximum an Erfolg zu erreichen, seine Techniken den individuellen Bedürfnissen des Partners anpassen. Aber Sie können sicher sein, daß Sie auch dann einen gewissen Erfolg erreichen, wenn Sie Ihre Technik nicht variieren.

F: *Braucht ein Dicker mehr Druck als ein Dünner?*
A: Da sowohl die Akupressurpunkte als auch die Nervenendigungen bei einem Dicken tiefer eingebettet sind, muß man natürlich mehr Druck ausüben, um diese Stellen zu erreichen. Dies trifft vor allem zu

auf die Punkte im Gesäß, die manchmal so tief im Fett liegen, daß sie unbrauchbar sind.

F: *Was soll ich machen, wenn ich nicht stark genug drücken kann, um die Akupressurpunkte zu erreichen?*
A: Nun ... dann müssen Sie lernen, einen andern Finger auf den Diätpunkt zu drücken und ihn dort einige Monate zu lassen. Der Diätpunkt befindet sich übrigens in der Ohrmuschel.

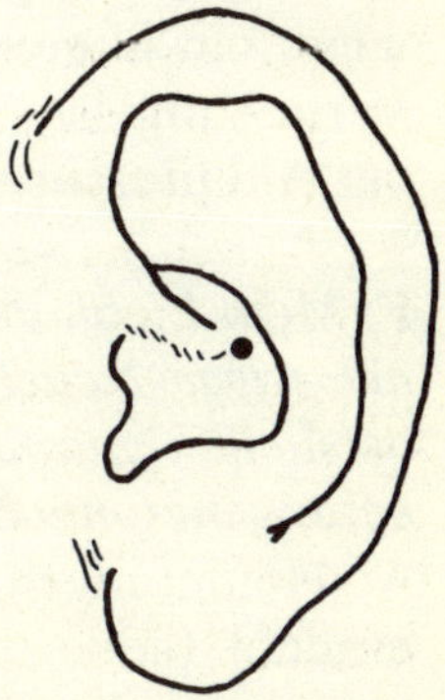

Aber Scherz beiseite: Wenn Sie nicht durch die Fettschichten hindurchkommen, werden Sie den Punkt halt aufgeben.

F: *Hat das Alter irgendeinen Einfluß auf die Wirkung der Akupressur?*
A: Alle neuroelektrischen Aktivitäten lassen im Verlaufe der Zeit nach. Auch die Akupunkturpunkte brauchen etwas mehr Stimulation in Form von längerem und stärkerem Druck. Geben Sie jedoch nicht

auf. Ihre Wirksamkeit hört erst auf, wenn Sie tot sind.

F: *Können ältere Personen ihr Leben durch Akupressur verjüngen?*
A: Die Antwort ist ein vorsichtiges Ja. Wir wissen heute, daß auch ältere Leute noch Interesse an der Sexualität haben, das wahrscheinlich nicht mehr so stark ist wie früher, aber noch stark genug, um sie diesbezüglich aktiv zu machen. Das ist die geistige Seite. Der Körper mag mitmachen oder nicht, aber wenn ein älterer Mensch noch in guter körperlicher Verfassung ist, bestehen gute Chancen, daß er von der Akupressur stimuliert werden kann.

F: *Mein Liebhaber ist sexuell verklemmt und versucht nie etwas Neues. Wenn ich diese Methode mit ihm versuchen würde, glauben Sie, daß ihn das etwas unbefangener machen würde?*
A: Hemmungen sind eine geistige Barriere, und es braucht Liebe und Verständnis, um sie abzubauen. Jedoch wird ein verstärkter Hautkontakt sein Interesse erregen, und wenn es Ihnen so gelingt, ihm eine neue Erfahrung zu vermitteln, dann sind Sie vielleicht mit ihm auf dem Weg zu einem glücklicheren Geschlechtsleben. Wenn Sie es richtig anstellen, dann stehen Ihre Chancen nicht schlecht.

F: *Wurde die Sexakupressur auch schon bei andern als heterosexuellen Praktiken ausprobiert?*
A: Es gibt keine offiziellen Berichte über die Anwendung der Akupressur bei sexuellen Abweichungen wie Homosexualität, lesbischer Liebe, Gruppensex,

Sodomie und so weiter. Es besteht jedoch kein Grund zur Annahme, daß sie bei Homosexualität nicht funktionieren sollte, da das Prinzip dasselbe ist. Alles, was Vergnügen bereitet, wird durch diese Technik verstärkt. Einzelne Krankengeschichten sind in Europa und China von Ärzten berichtet worden, so unlängst bei der Jahresversammlung der Confédération Nationale des Associations Médicale d'Acupunkture am 26. November 1976 in Paris. Es wurde ein Fall besprochen, wo ein Homosexueller durch Akupunktur und sexuelle Überstimulierung von seiner Neigung «kuriert» worden war. Der Patient war nicht anwesend, aber wir dürfen annehmen, daß latent bisexuelle Tendenzen bei ihm stets vorhanden waren, und daß durch die erfolgreiche Behandlung die heterosexuelle Komponente zum Durchbruch gekommen ist.

F: *Haben Homosexuelle dieselben Probleme wie Heterosexuelle, zum Beispiel Impotenz und Frigidität?*
A: Männliche Homosexuelle verfallen offensichtlich nicht so stark der sexuellen Langeweile, weil sie ihre Partner öfters wechseln, wodurch sie sich dauernd neue Reize verschaffen. Es kommt ganz selten vor, daß ein Homosexueller zu uns in Behandlung kommt, bloß um seine Reaktionsfähigkeit stimulieren zu lassen. Langdauernde homosexuelle Beziehungen sind hingegen ebenso wie heterosexuelle von sexuellen Störungen bedroht.

F: *Gilt dasselbe auch für Lesbierinnen?*
A: Ja, aber es gibt da einige Unterschiede. Weibliche Homosexuelle gehen in der Regel länger dauernde

Partnerschaften ein als ihre männlichen Pendants. Es gibt weniger «Vergnügungsreisende» und mehr «Eheleute», besonders wenn ein Kind aus einer früheren Ehe da ist.

F: *Verstärkt Akupressur die Intensität der Masturbation?*
A: Ja. Allerdings wird es manchmal ein wenig umständlich sein, mit der unbeschäftigten Hand alle Akupressurpunkte zu finden. Ich würde mich auf die Punkte am Unterleib beschränken und die unzugänglichen am Rücken bleiben lassen. Ich hoffe, daß Leute, die diese Technik ausprobieren, sich mit mir in Verbindung setzen; sie kommen in der Regel mit diesem Problem nicht in die Praxis, und so haben wir wenig Aufzeichnungen.

F: *Können Ärzte, die keine Akupunktur ausüben, in ihrer Praxis Akupressur ausüben?*
A: Ja, denn Akupressur ist für jedermann, eingeschlossen Ärzte. Immer mehr Ärzte lernen sie und applizieren sie bei Leiden, gegen die sie früher Me-

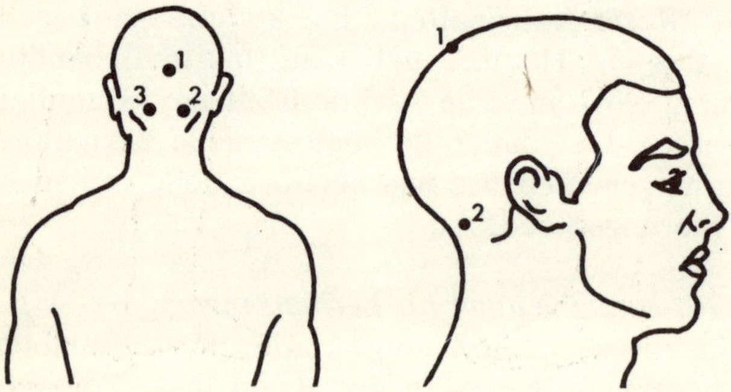

dikamente verschrieben hätten. Kopfschmerzen verschwinden in der Regel durch Anwendung von Akupressur, seien sie nun sexuellen Ursprungs oder nicht. Die vorstehende Zeichnung zeigt zwei Punkte, die oft bei Kopfschmerzen während der Menstruation massiert werden.

F: *Kann die Akupressur auch die während der Menstruation auftretenden Krämpfe lindern?*
A: Ja. Immer mehr Frauen singen das Loblied auf diese Methode, die sie nicht nur von ihren Beschwerden befreit, sondern ihnen auch erlaubt, auf die schädlichen Medikamente zu verzichten, die sie gegen ihre Krämpfe nehmen müssen.

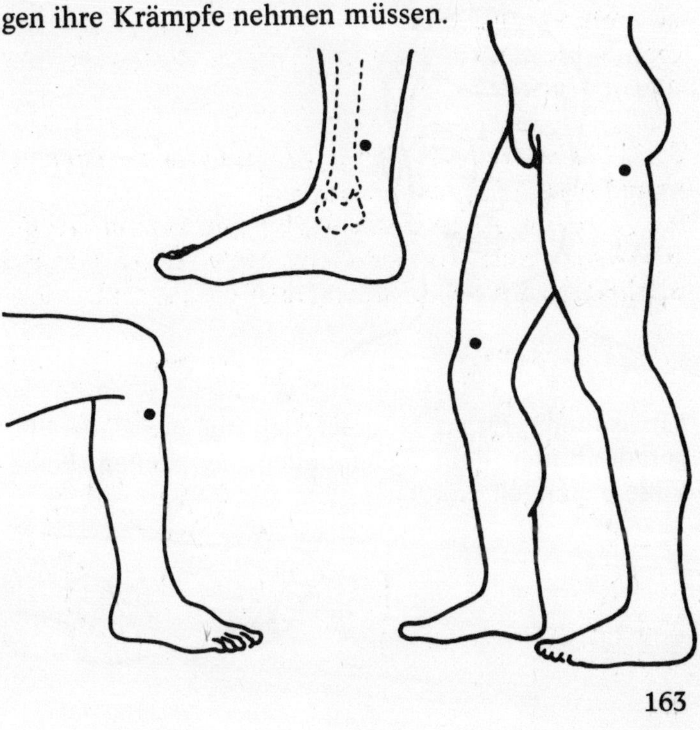

F: *Wo sind diese Punkte?*
A: Die Zeichnung auf Seite 163 zeigt die, die die Patientin leicht selber erreichen kann.

F: *Kann eine Frau die in den Wechseljahren auftretenden Wallungen, Rückenschmerzen, Zittern und so weiter mit Akupressur selber behandeln?*
A: Jawohl, Akupressur kann sowohl körperliche als auch seelische Symptome lindern, besonders wenn sie von einem guten körperlichen und geistigen Reedukationsprogramm unterstützt wird. Für die allgemeinen Symptome wird dieser Punkt akupressiert.

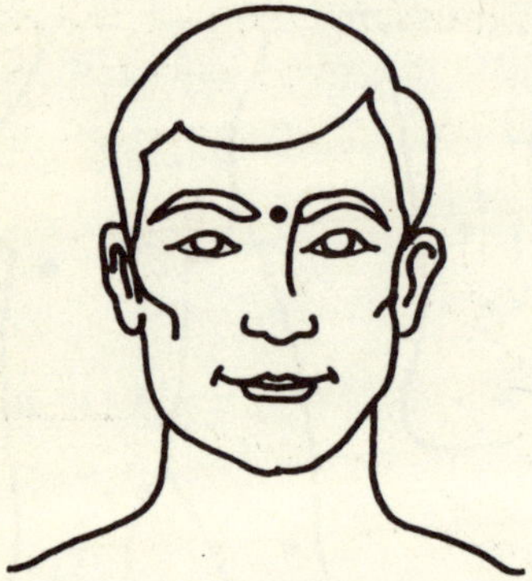

Ein weiterer Punkt befindet sich auf der Fußsohle, gerade hinter dem Zehenballen. Es sollten beide Füße behandelt werden.

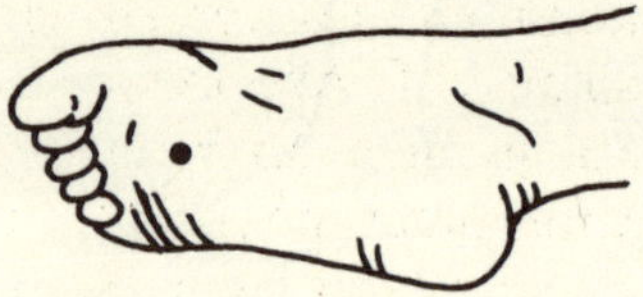

Man drückt auf folgende Weise: In der Regel wird der Druck mit dem Daumen ausgeübt, wie in folgender Abbildung gezeigt.

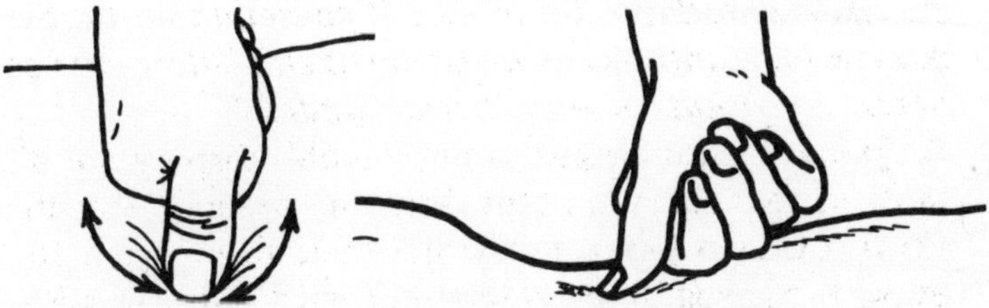

Manchmal kann man auch den Zeigefinger oder den Mittelfinger gebrauchen. Da es schwierig ist, mit dem Zeigefinger ebenso stark zu drücken wie mit dem Daumen, kann man auch beide Finger benützen.

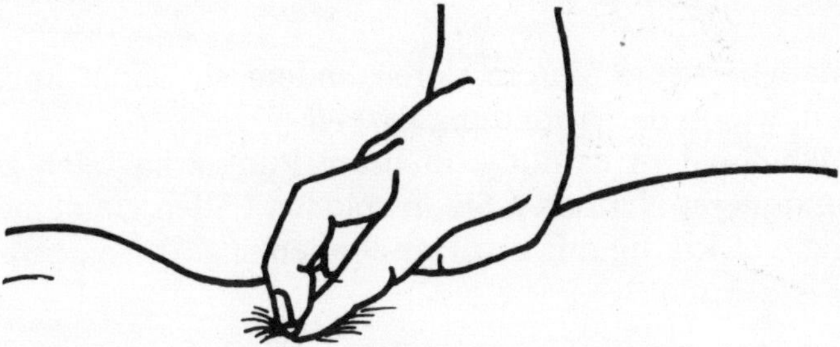

Wenn Sie mit dem Zeigefinger oder dem Daumen immer fester drücken, werden Sie zu dem Punkt kommen, wo der Druck schmerzt. Hören Sie dann sofort auf. Akupressur darf nicht weh tun. Drücken Sie in dem Moment, wo der Druck zum Schmerz wird, nicht mehr fester, sondern nur noch sieben Sekunden lang gleich stark. Dann lassen Sie mit dem

Druck langsam nach, bis Ihre Finger nur noch auf der Haut liegen. Warten Sie jetzt fünf Sekunden und wiederholen Sie dann den Druck, bis Sie wieder zum Haltepunkt kommen. Dann lassen Sie langsam wieder nach. Wiederholen Sie das dreimal, bevor Sie zum nächsten Punkt übergehen.

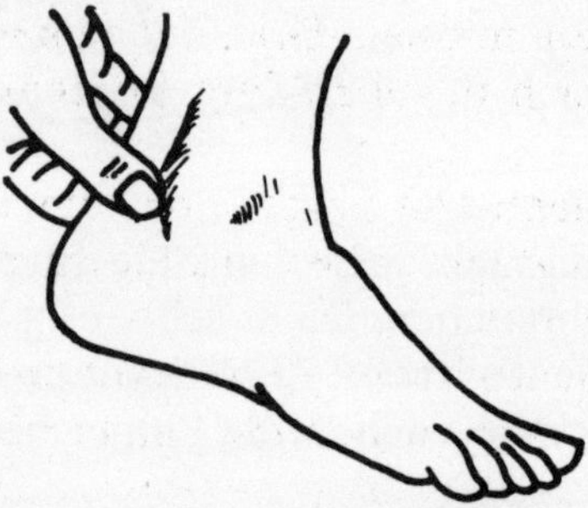

Manche Leute akupressieren, indem sie leicht kneifen, wie in der Abbildung gezeigt.
Manchmal ist es nötig, mehrere Punkte zugleich zu stimulieren. Drücken Sie in solchen Fällen gleichmäßig und kräftig mit den Handballen.

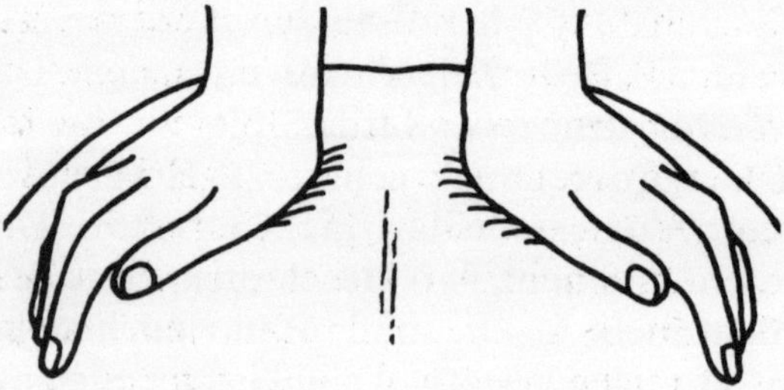

Ich wiederhole:

1. Legen Sie Ihren Finger auf den betreffenden Punkt.
2. Drücken Sie langsam mit zunehmender Kraft. In ungefähr zehn Sekunden werden Sie den Punkt erreicht haben, wo der Druck gerade noch erträglich ist.
3. Halten Sie diesen Druck einige Sekunden aufrecht.
4. Nun lassen Sie mit dem Druck ganz langsam nach. Lassen Sie sich ungefähr fünf bis zehn Sekunden Zeit.
5. Lassen Sie dann den Finger ungefähr fünf Sekunden auf dem Punkt ruhen, bis Sie erneut mit dem Drücken beginnen.

Wiederholen Sie das bei jedem Punkt dreimal.

Einige Körperzonen eignen sich nicht für diese präzise Technik. Manchmal funktioniert das Kneifen besser, zum Beispiel, wenn sich der Punkt hinten am Knöchel befindet. In diesem Fall geht es am einfachsten, wenn Sie den Daumen auf die eine und den Zeige- und den Mittelfinger auf die andere Seite legen. Dadurch wird der Druck auf den Punkt konzentriert.

An andern Orten wiederum geht es nur mit Daumen und Zeigefinger. Kneifen Sie nur dort, wo der direkte Druck aus anatomischen Gründen nicht möglich ist.

Auf keinen Fall dürfen Sie etwas anderes tun als drücken. Nicht reiben und nicht kneten. Nur direkter Druck! Die Ausnahme von der Regel ist das Rotierenlassen des Fingers (siehe Diagramm).

Wenn Sie den maximalen Druck erreicht haben, machen Sie mit dem Daumen oder dem Zeigefinger langsame Kreisbewegungen. Bewegen Sie die Finger

aber nur soviel, wie die Haut es erlaubt, anders gesagt: drehen Sie den Daumen nicht auf der Haut herum. Die Haut wird immer soviel nachgeben, um Ihren Fingern kleine Kreisbewegungen zu erlauben.
Weitere Punkte, die man bei Menstruationsbeschwerden akupressieren kann, sind «Der Kreuzweg der drei Yin». Dieser Punkt liegt vier Fingerbreit über dem inneren Fußwurzelknochen, direkt hinter dem Schienbein (linke Zeichnung).

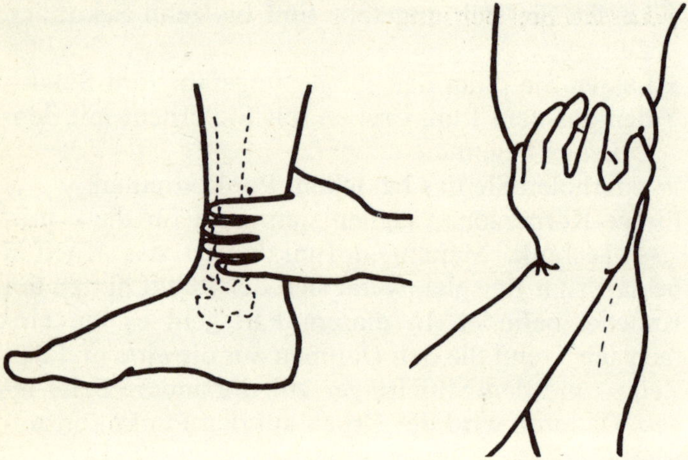

«Das Meer des Blutes». Wenn Sie sich hinsetzen und Ihr Partner bedeckt mit seiner Hand Ihre Kniescheibe, dann liegt der Punkt unter seinem Daumen (rechte Zeichnung).
Wir haben es hier mit den sogenannten «entfernten» Punkten zu tun – man behandelt Punkte am Bein, um ein Leiden im Unterleib zu kurieren, eine Störung des Uterus.
Es werden hier zwei der oben erwähnten Punkte be-

nützt, der Kreuzweg der drei Yin und das Meer des Blutes. Zusätzlich noch zwei weitere vitale Punkte, der Punkt des ursprünglichen Chi und Gehe drei Meilen.

Der Punkt «Gehe drei Meilen» kann auf verschiedene Weise lokalisiert werden. Am leichtesten ist es, sitzend vier Fingerbreit unter der Kniescheibe nach dem scharfen Rand des Schienbeins zu tasten. Der Punkt befindet sich genau dort, wo der kleine Finger den Knochen berührt.

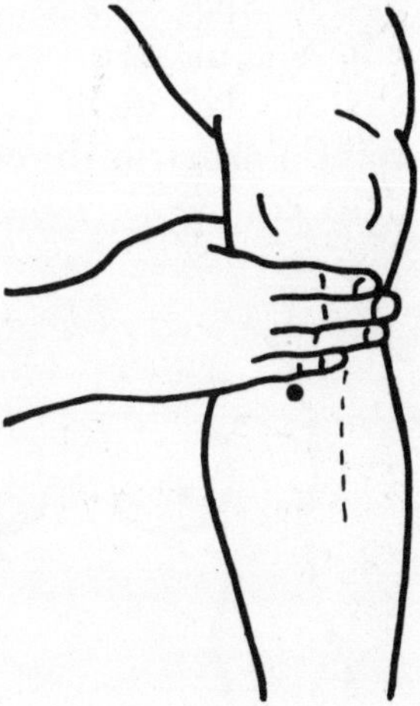

Dieser Punkt ist ein Hauptpunkt, und er kommt wiederholt in den verschiedensten Rezeptbüchern vor. Es ist auch ein Punkt allgemeiner Tonisierung.

Der andere erwähnte Punkt befindet sich auf dem Bauch, und auch hier messen wir wieder mit Fingern. Er ist auf der Mittellinie, drei Fingerbreit über dem harten Knochenbogen, den wir Symphyse nennen, die Vereinigung beider Schambeine.

F: *Ist es möglich, daß ein Mann bei seiner Partnerin zur Linderung ihrer Schmerzen regelmäßig Akupressur anwendet?*

A: Selbstverständlich. Ein Mann kann die verschiedenen Akupressurpunkte studieren, die die Körpergegenden beeinflussen, wo seine Frau oder Partnerin Schmerzen hat – Rückenschmerzen, Muskelkrämpfe, Spannungen oder was auch immer – und die Akupressur ins tägliche Liebesspiel einbeziehen. Das wäre eine zärtliche und rücksichtsvolle Geste, und es könnte sich sehr wohl zu einer mutuellen Erfahrung entwickeln, denn es würde sich vermutlich herausstellen, daß auch er kleinere Beschwerden hat, die seine Partnerin durch Druck auf diverse Punkte lindern könnte.

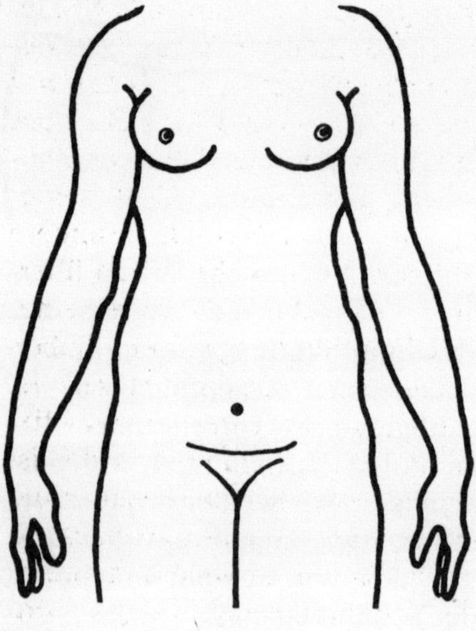

Sie werden später in diesem Kapitel ganze Akupressurtabellen finden, wo Sie die Punkte nachschlagen können, durch die Sie Linderung der meisten Störungen sexueller und anderer Art finden werden.

F: *Wie steht es denn mit einem Mann, der im sogenannten männlichen Klimakterium steht? Was ist das überhaupt und kann dem Manne mit Akupressur geholfen werden?*
A: Das männliche Klimakterium unterscheidet sich von der Menopause der Frau, die zur Hauptsache körperliche Störungen mit sich bringt, durch eine Überfülle an geistigen und seelischen Störungen. Einige der modernen Mediziner sind der Ansicht, daß das männliche Klimakterium, das abgesehen von einem Nachlassen des Geschlechtstriebes keine wesentlichen körperlichen Störungen mit sich bringt, eigentlich kein so genau definierter klinischer Zustand sei wie sein weibliches Gegenstück. Es tritt auf in den Jahren zwischen 45 und 55 und hat neben der körperlichen Seite enttäuschende berufliche und soziale Aspekte des Lebens des Mannes. Viele seiner Karrieremöglichkeiten sind entschwunden, andere sind jenseits seiner Reichweite, manche waren überhaupt nur ein Traum. Vielleicht sind viele seiner Freunde schon gestorben oder fortgezogen, haben sich ihm entfremdet, und sein Bekanntenkreis ist kleiner geworden. Sein Einkommen hat er zwar fix, aber es wird nicht mehr größer werden, und das ist wieder eine Demütigung, die er schlucken muß. Seine Kinder sind vielleicht von zu Hause fort, arbeiten oder sind auf der Schule, und er wird immer einsamer, und wenn sie Schwierigkeiten haben, wird

dieses Gefühl, als Vater versagt zu haben, Öl ins Feuer schütten.

Kein Wunder dann, daß er in eine Gemütsverfassung gerät, wo Sex nur noch eine sekundäre Rolle spielt, wo als Folge davon Freude und Leistung schwinden, und es mit ihm zuerst geistig und dann körperlich in einer Spirale bergab geht. Die Akupressur kann in diesem Stadium einiges gegen das emotionelle Unwohlsein tun, aber es braucht vermutlich schon schwerere Artillerie, um seine Konflikte zusammenzukartätschen. Manchmal hilft die Applizierung der Akupunktur an kritischen Tonisierungspunkten auf zweierlei Art: Die Wirkung der Akupressur selber kann den Zustand des Patienten bessern, und das allgemeine Wohlbefinden, das sich einstellt, wenn man von der Geliebten betreut, berührt und gestreichelt wird, ebenso. Ja, das kann die beste aller Therapien sein, auch wenn die Behandlung der Akupressurpunkte keine Heilerfolge nach sich zieht. Wenn die Frau mit dieser Therapie geizt, so gibt's, wie die Franzosen sagen, noch ein anderes Mittel für den Mann im Klimakterium: *Changez la femme.*

F: *Gibt es auch Leute, die sagen, daß Akupressur ihnen überhaupt nicht helfe?*

A: Natürlich. Genau wie es Leute gibt, die sagen, Aspirin helfe ihnen nicht, oder die glauben, daß es ihnen nicht hilft. Die vergangenen dreißig Jahrhunderte, während denen die Kunst der Akupressur angewendet wurde, haben den Beweis erbracht, daß Akupressur jedermann guttut und vielen Leuten sehr nützt. Auch wenn die Akupressur selber keine atemberaubenden Heilerfolge erzielt, so ist allein schon das Berühren, Tätscheln, Halten und Liebhaben etwas Positives und hat auf die beiden Menschen und ihre Beziehung einen wohltuenden Einfluß, selbst wenn sie keinen der Akupressurpunkte treffen.

F: *Ich glaube, daß ich jetzt ungefähr weiß, was Akupressur ist und wie sie funktioniert. Könnten wir nun ins Detail gehen? Welches sind denn die Akupressurpunkte, die zur Stimulierung der Wollust benützt werden?*

A: Gehen wir von der Voraussetzung aus, daß alle andern Faktoren vorhanden sind, so daß die Begierde stimuliert werden *kann.* Wir brauchen ein intaktes Nervensystem, einen rechten Kreislauf und mehr oder minder normale Drüsenfunktionen, sonst können wir nicht anfangen. Nehmen wir also an, wir haben das. Es gibt drei größere Körperzonen, die sich zur Stimulation durch Akupressur speziell eignen (bei der Akupressur werden die Genitalien selber nicht stimuliert): Der Rücken, die Oberschenkel, das Perineum, der Bauch und das Ohr.

F: *Das Ohr?*

A: O ja.

F: *Können Sie diese Gegenden näher beschreiben?*

A: Zuerst der Rücken. Am großen Knochen an der Basis des Rückgrates – dem Sacrum – befindet sich eine Zahl von Nerven, die die Reproduktionsorgane mit Energie versorgen. Diese kontrollieren zusammen mit den Nerven am Ende des Rückens fast alle vitalen Funktionen dieses Bereichs – Urinieren, Defäzieren, Koitieren, Erigieren und so weiter.

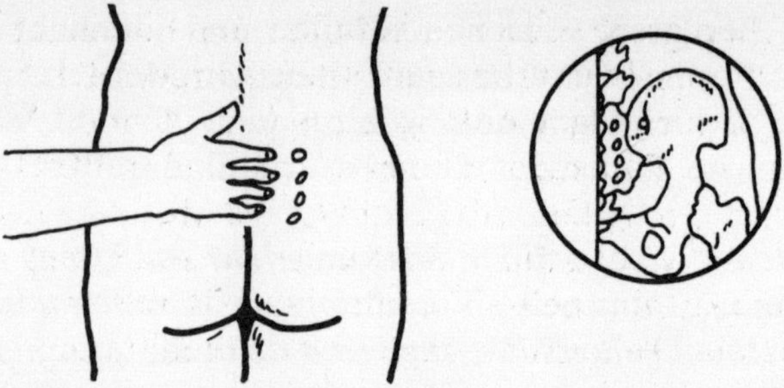

Schwacher bis mittlerer Druck – bewegen Sie die Finger auf und nieder, wie es in der Darstellung gezeigt ist – kann viele dieser Nerven stimulieren. Sie verlaufen mehr oder weniger in drei Bahnen – wie planmäßig vorbereitet – und sie stimulieren ungefähr zwölf bis fünfzehn Akupunkturpunkte aufs Mal.

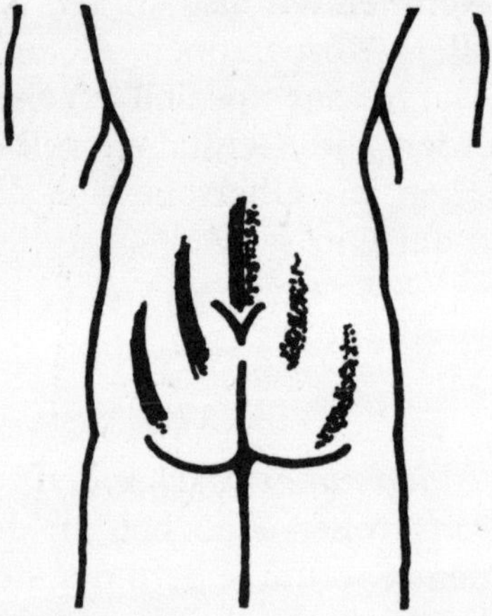

F: *Wie steht's mit den Oberschenkeln und dem Perineum?*

A: Das Perineum ist, wie schon erwähnt, der schmale Bereich zwischen After und Penis oder Vulva. Wie wir schon gesehen haben, befindet sich hier einer der mächtigsten Punkte im gesamten Körper, der Erste Direktorpunkt, am Anfang eines bedeutenden Meridians, des Direktors. Dieser führt in der Mitte des Bauches nach oben. Alle Direktorpunkte von eins bis fünf sind wichtig für die sexuelle Stimulierung, und es können alle beim Vorspiel benützt werden oder auch als Teil eines täglichen Sexualhygieneprogramms.

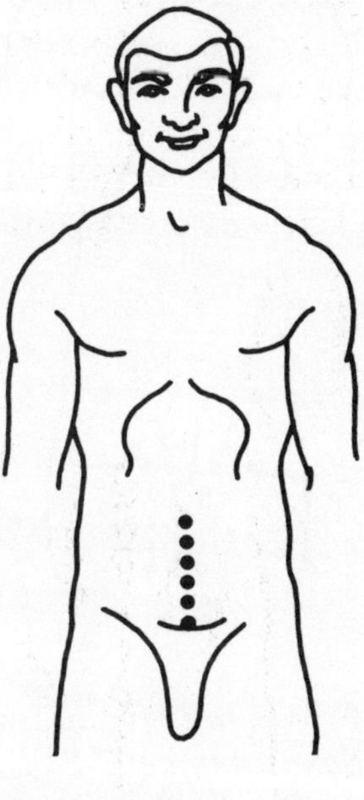

Der Oberschenkel ist besonders vorne voll von Akupunkturpunkten des Nieren-, Milz- und anderer Meridiane, und ein Blick auf das folgende Diagramm zeigt Ihnen, daß Sie kaum einen dieser Punkte verfehlen können, wenn Sie die Oberschenkel zu beiden Seiten der Geschlechtsteile streicheln, tätscheln oder massieren.

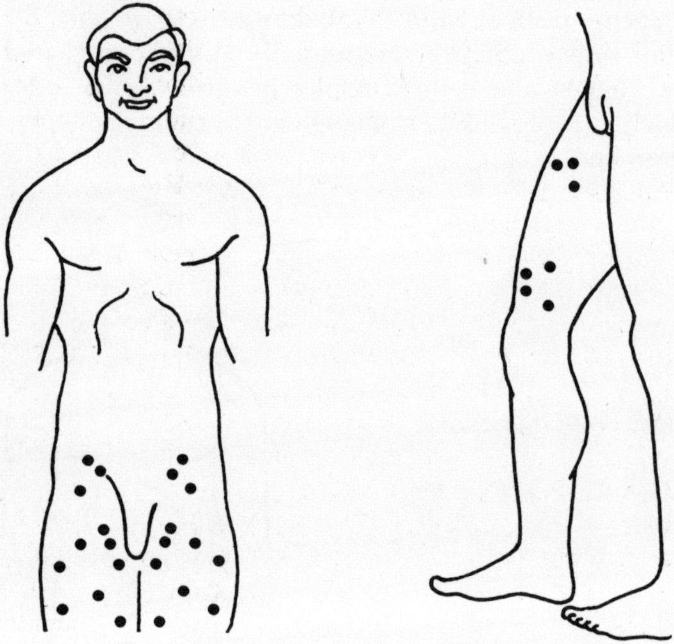

F: *Wie um Himmels willen ist denn das Ohr mit dem Sex verbunden? Es ist ja so weit weg.*

A: Das äußere Ohr, das von vielen Leuten als reine Dekoration angesehen wird, da es die Hörschärfe unserer tierischen Vorfahren verloren hat, ist nichtsdestoweniger mit Nerven versehen. Einer davon, der Vagus (Vagus bedeutet der Schweifende) geht von der Hirnbasis hinunter durch den ganzen Körper. Er hat mit anderen Nerven viele telefonähnliche Verbindungsstellen, Synapsen genannt, und auch einige im großen Schaltsystem, dem *autonomen Nervensystem*. Durch dieses wird er mit der Sexualfunktion verbunden, und jede Stimulierung des Ohres – blasen, stechen, küssen, elektrische Stimulierung – hat eine diesbezügliche Wirkung.

F: *Soll das heißen, daß ich jemandem bloß einen elektrisch geladenen Draht ins Ohr stecken muß, um seine Begierde zu wecken?*
A: Sie würden damit vermutlich die ganze Nachbarschaft aufwecken. Nein, die elektrische Stimulierung des Ohres darf nur von einem ausgebildeten Akupunkteur durchgeführt werden. Die elektrische Akupunktur war bis zum Jahr 1958 unbekannt. Sie erfordert spezielle Instrumente und Techniken, die nur von Fachleuten angewendet werden dürfen. Es dürfte Sie interessieren, zu erfahren, daß einige fortgeschrittene Künstler manchmal einen goldenen Pfeil ins Ohr stecken und ihn dort monatelang belassen. Dadurch werden die Nerven im Ohr konstant stimuliert. Fran-

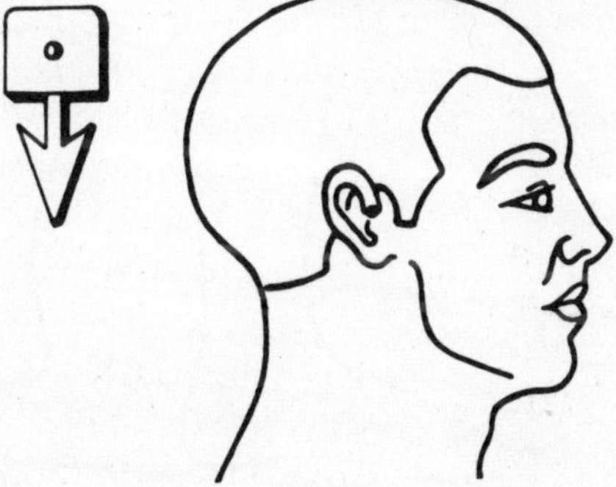

zösische und deutsche Kliniken haben mit dieser modernen Methode ausgezeichnete Ergebnisse erzielt.

F: *Gibt es zur Behandlung sexueller Störungen viele der sogenannten «entfernten» Punkte?*
A: Wir haben von den entfernten Punkten schon früher in anderem Zusammenhang gesprochen, als wir die durch Akupunktur und Akupressur bewirkte Stärkung in zwei Kategorien einteilten, nämlich in tägliche Übungen zur Verbesserung und Aufrechterhaltung der Geschlechtskraft und in Stimulierung der umliegenden Punkte während des Geschlechtsverkehrs zur Verstärkung des Genusses. Die meisten entfernten Punkte fallen in die erste Kategorie. Es sind zum großen Teil *Meisterpunkte*, die nicht nur für spezielle Störungen sind, sondern zur allgemeinen Tonisierung und Stärkung des Organismus. Indem wir also die Meisterpunkte täglich stimulieren, können wir indirekt die sexuelle Leistungskraft verbessern.

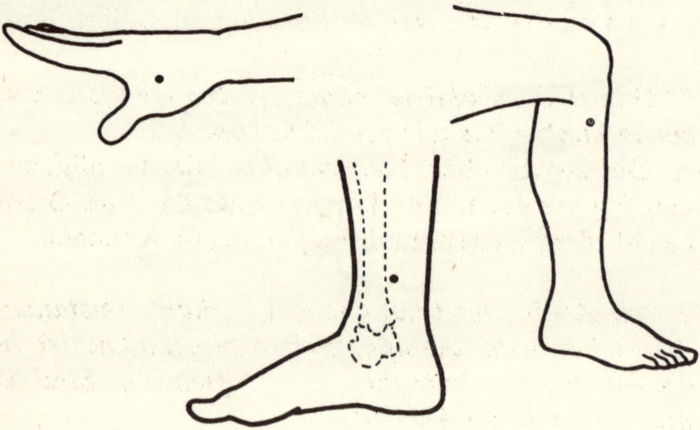

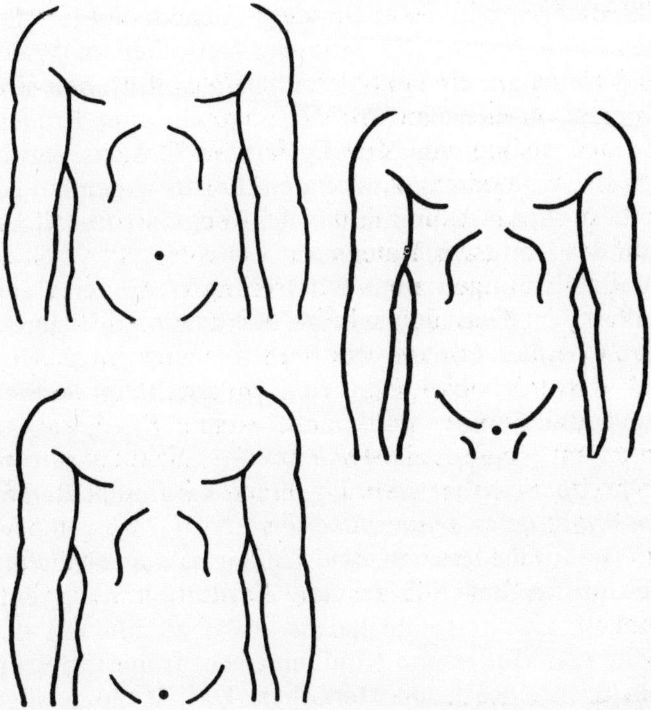

F: *Gibt es noch andere, näher bei den Genitalien liegende Punkte, die wir benützen können?*
A: Die zusätzlichen *Liebespunkte*, die die allgemeinen Punkte verstärken können, sind das Paß-Organ, das Mittlere Extrem und der Gebogene Knochen.

F: *Ich glaube, jetzt habe ich es wirklich verstanden. Abgesehen von therapeutischen Resultaten ist die Akupressur ein hübsches Liebesspielzeug. Sind Sie nicht auch dieser Ansicht?*

A: Natürlich. Wissen Sie, in früheren Zeiten waren das Entlausen und das Bündeln (angekleidet im gleichen Bett liegen, alte Sitte bei Verlobten in Wales und Neuengland) Teile des Eherituals. In Japan sind Gemeinschaftsbaden und Massage ein alter Brauch. Es muß doch einen Grund geben, warum das Berühren vor, während und nach dem Koitus allgemein gefördert wird. Das hat ja mit der Fortpflanzungsfunktion des Koitus nichts zu tun.
Schließlich könnte man ja den Kontakt mit den Genitalien der Frau auf wenige Sekunden reduzieren, wenn es hier nur um die Fortpflanzung ginge. Und bei Retortenbabies braucht's ja überhaupt keinen Haut- und Schleimhautkontakt mehr.

F: *Ja, aber was ist denn eigentlich an diesem Berühren dran? Ist es denn notwendig?*
A: Der uralte Brauch des Vorspiels, der zärtlichen Berührung, hat sich in der Zivilisation noch entwickelt. Zweifelsohne hat es etwas zu tun mit der Nähe von Mutter und Kind, einer der frühesten Erinnerungen eines jeden Menschen. Das ist die geistige Seite. Die körperliche ist Wärme, Sicherheit, der Energieaustausch zwischen zwei Körpern.
Das findet auch dann statt, wenn man nichts weiß von speziellen Akupressurpunkten und wird auch wirken, wenn Sie alles über die Akupressur wieder vergessen haben. Aber wenn Sie Ihre Hausaufgaben gut gemacht haben, wird Ihnen der Hautkontakt um so mehr Freude machen. Fürchten Sie sich nicht! Tun Sie's!

8. Medizinische Praxis in Ost und West: Entwicklungsgeschichte

Um die chinesische Medizin zu verstehen, müssen wir unseren Standpunkt ändern. Konventionelles Denken, traditionelle Anschauungen und unsere westlichen Praktiken, die wir für selbstverständlich nehmen, reichen zum Verständnis nicht aus. Die chinesische Medizin ist seit vielen tausend Jahren ein bedeutendes und wirkungsvolles physikalisch-technisches Heilverfahren, und die Chinesen sind unter den Auspizien einer Methode gesund geworden, die auf einer Philosophie basiert, die grundverschieden ist von der, die wir kennen und verehren.

Aber trotz der etwas starren medizinischen Philosophie des Westens kennen wir auch andere Methoden und Einstellungen, und wenn wir unsere eigene medizinische Entwicklungsgeschichte etwas näher betrachten, werden wir die Grundprinzipien der chinesischen Medizin vielleicht besser verstehen.

Die meisten von uns sind aufgewachsen in der Ehrfurcht vor einem traditionellen medizinischen System, das im wesentlichen auf tollkühner Chirurgie, starken chemischen Medikamenten und immer wieder neuen Techniken beruht. Wir sind von alldem so überwältigt, daß wir uns kaum mehr vorstellen können, daß es in der Vergangenheit Heilmethoden gegeben hat, die fast so wirksam waren wie die, die gerade en vogue sind. Es besteht aber kein Zweifel, daß neben der medizinischen Hauptrichtung auch andere Heilmethoden gelehrt, praktiziert und von einem großen Teil der Bevölkerung auch angewandt wurden. Ein gutes Beispiel ist die *Homöopathie*, die ungefähr bis ins Jahr 1910 in hohem Ansehen stand und weit verbreitet war. Die Ärzte, die sie anwandten, benützten Medikamente, die fast bis zur Unmeßbarkeit verdünnt waren. Manche waren nur ein Millionstel so stark wie die allgemein verschriebene Dosis. In völliger Umkehrung der etablierten medizinischen Anschauungen betrachtete man diese stark verdünnten Dosen als stärkere Heilmittel als die konzentrierten Lösungen, und sie durften nur von einem ausgebildeten Arzt verabreicht werden. Die meisten Ärzte verschrieben zu jener Zeit homöopathische Mittel, hüteten sich aber, diese Tatsache an die große Glocke zu hängen.

Dabei ist die Homöopathie kein Hirngespinst der Vergangenheit. Sie hat Millionen von Kranken geholfen und ist in vielen europäischen Staaten noch Pflichtfach für den Medizinstudenten. Die Homöopathen bilden einen ansehnlichen Teil der Ärzteschaft.

Eine weitere Heilmethode, die fast ganz verschwunden ist, ist das *Naturheilverfahren.* Beim heutigen Trend zum naturgemäßen Leben dürfte die Methode wieder an Boden gewinnen. Der *Naturarzt* versucht in erster Linie, den Patienten gesund zu erhalten und legt Wert auf reine organische Stoffe und reine heilsame Nahrung. Gesunde Nahrung und gesunde Ernährung sind die Medikamente, mit denen der Patient behandelt wird, getreu dem Grundsatz: Vorbeugen ist besser als Heilen. Und vielen Menschen beginnt es heute aufzudämmern, daß eine gesunde

Ernährungsweise eines der besten Mittel ist, um nicht krank zu werden.
Selbst eine so unorthodoxe Praxis wie das *Gesundbeten* kann auf eine ergebene Anzahl überzeugter Anhänger zählen; ja, sie wird immer respektabler. Die Tageszeitungen berichten ganz ungeniert von der Gabe der Schwester des amerikanischen Präsidenten, die mit ihrer Gesundbeterei Leute heilen soll. Von den Betzelt-Shows der frühen Wanderprediger und Handaufleger bis zu den heutigen Geistheilern reißen die Heilerfolge nicht ab. Gebet und Glaube haben viele Menschen gesund gemacht, durch Kräfte, dic außerhalb konventioneller medizinischer Behandlungen liegen. Heute werden derartige Praktiken von hochrespektablen Wissenschaftlern mit Interesse studiert.
Eklektische Medizin ist ein von vielen Ärzten angewandtes Heilverfahren, wenn sie auch den Ausdruck vielleicht schon längst vergessen haben. Der Name bedeutet einfach, daß der Doktor aus allen ihm bekannten Heilmethoden nach freiem Willen die Methode auswählen soll, von der er glaubt, daß sie in diesem Fall für den Patienten am wirksamsten ist.
Die eklektische Anschauungsweise ist sehr sinnvoll, denn die moderne Medizin ist alles andere als die exakte Wissenschaft, als die sie die pharmazeutische Industrie uns aufschwätzen will. Um ein Beispiel zu nennen: Aspirin ist das heutzutage am weitesten verbreitete Medikament – kein Mensch weiß, wie es wirkt. Jedes Jahr werden Hunderte von Millionen von Tabletten aus einem einzigen Grund geschluckt – weil Aspirin wirkt. Wir wissen aber nicht warum.
Selbst bewährte medizinische Verfahren erweisen

sich manchmal auf die Dauer als problematisch. Tonsillektomie ist ein Beispiel. Noch vor wenigen Jahren wurden Mandelentfernungen als Präventivmaßnahme routinemäßig durchgeführt. «Raus mit den Mandeln», pflegte der Doktor zu sagen. «Die schaden nur. Mit denen wollen wir keinen Ärger mehr.» Und Eltern, die ihren Kindern nicht die Mandeln operieren ließen, wurden als unverantwortlich abgestempelt.

Nun, hinterher ist bekanntlich jeder ein Prophet, und wir haben herausgefunden, daß wir die Mandeln gescheiter in Ruhe lassen. Sie sind nämlich alles andere als lästige Überbleibsel, sondern produzieren Antikörper und bekämpfen Infektionen.

Dieselbe hochnäsige Haltung hatten wir auch gegenüber dem Blinddarm. Wenn seinerzeit ein Patient irgendwo am Unterleib operiert wurde, pflegte der Chirurg auch gleich den Blinddarm zu entfernen, «wenn wir schon hier sind». Wieder einmal hat sich das medizinische Denken geändert, und männiglich glaubt heute, daß der Blinddarm eine Funktion habe und man ihn besser an Ort und Stelle lasse, damit er sie ausüben könne.

Selbst die Wunder der Medizin haben eine Schattenseite. So ist es zum Beispiel sowohl der Allgemeinheit als auch der Ärzteschaft im Laufe der Zeit aufgefallen, daß Antibiotika ein zweifelhafter Segen sind. So lebensrettend diese Laborprodukte auch sein mögen, so haben sie doch auch verheerende Wirkungen.

Alle diese Heilmethoden (und zahllose weitere) haben eines gemeinsam: sie wirken. Zwar nicht bei allen Patienten, nicht bei allen Krankheiten, nicht immer, aber sie waren in einer genügend großen Zahl von Fällen wirksam. Die Leute wurden wieder gesund. Zudem sind einige dieser Behandlungsmethoden immer noch Teil der heutigen Medizin. Zum Beispiel betrachten die meisten Ärzte eine gesunde Ernährung als eine Voraussetzung für Genesung und Gesundheit. Das war eines der Dogmen des Naturarztes. Ferner mißt fast jeder Arzt den emotionellen und psychologischen Faktoren während der Rekonvaleszenz größte Bedeutung bei, ein Gedanke, der auch der altmodischen Gesundbeterei nicht ganz fremd war.

Jeder Arzt, der länger als zehn Jahre praktiziert, wird persönliche Varianten von Standardmethoden und -techniken anwenden. Durch Ausprobieren entdeckt er, daß die Kenntnisse, die er sich erworben hat, zum Zwecke größerer Wirksamkeit auch in unorthodoxer Weise angewendet werden können. Er praktiziert also in einem gewissen Grade eklektische Medizin. Und selbst die homöopathische Medizin überlebt insofern, als einige Mediziner wenn immer möglich Minimaldosen verschreiben. Natürlich sind es nicht die bis ins schier unmeßbare verdünnten Medikamente der traditionellen Homöopathie, aber das Prinzip ist doch das gleiche.

Im Verlauf der Entwicklung der Medizin hat kein Prinzip, keine Theorie und keine Methode zu einem unfehlbaren Gesundheitsprogramm geführt, aber es stellte sich heraus, daß jedes medizinische System teilweise Gültigkeit hat, und aus diesen Teilen setzt sich die heutige zeitgenössische Medizin zusammen.

Das alles ist im Verlaufe unserer Zeit geschehen. In früheren Zeiten entsprach eine natürliche Betrachtungsweise genau dem, was wir anzunehmen bereit waren. Heute, von einer hochtechnischen Wissenschaft magisch in Bann geschlagen, schauen wir aus nach Ärzten mit magischer Medizin.

Mit dieser Entwicklungsgeschichte vor Augen dürfte es uns leichter sein, zu verstehen, warum die chinesische Medizin, die von einem andern Standpunkt ausgeht, einen andern Weg ging, zu einer völlig andern Behandlungsweise gelangte – und auch wirkte. Von einem medizinischen Standpunkt ausgehend, der wirklich keine Ähnlichkeit mit dem unseren hat, haben die Chinesen eine hochwirksame Art entdeckt, Kranke gesund zu machen. Es funktioniert alles ganz anders, als wir es gewöhnt sind, und es ist auch nicht leicht zu verstehen. Aber es wirkt; es wirkt wie bei uns: Die Leute werden gesund.

Bei der Betrachtung chinesischer Heilmethoden dürfen wir eines nicht aus den Augen lassen: Es wäre ungenau, von der Art, in der die «alten» chinesischen Ärzte zu arbeiten pflegten, zu sprechen. Viele der Techniken und Leitprinzipien, denen sie vor Tausenden von Jahren schon folgten, sind auch heutzutage noch in Gebrauch. Darum kann auch eine uralte Technik wie das Schröpfen – erwärmte Schröpfköpfe werden auf die Haut gestellt, wodurch diese angezogen und stark stimuliert wird – nicht als überholte Methode angesehen werden. In China wurde es niemals aufgegeben. Östliche Ärzte setzen ihren Patienten auf Rücken, Magen oder Beinen immer noch Schröpfköpfe an, wenn sie das für angezeigt halten. Ein Mittel mehr aus der großen Vorratskammer der Vergangenheit.

Dies ist kein vereinzeltes Beispiel. Viele der Standpunkte, Diagnosetechniken und Heilmethoden, die

sich im Laufe von Jahrtausenden entwickelten, sind ein integraler Bestandteil der modernen chinesischen Medizin.
Vielleicht kommt das daher, daß die Chinesen der Zeit anders gegenüberstehen als die Europäer und Amerikaner. Die Chinesen glauben, daß die Zeit für sie arbeite. Sie sehen im Leben kein Rennen gegen die Zeit, glauben nicht, daß die Zeit abläuft, wollen nicht gegen die Uhr gewinnen. Statt dessen lassen sie sich tragen vom Lauf der Zeit, und sie nehmen die nützlichen Erfindungen der Vergangenheit mit in die Gegenwart.
Das kommt vielleicht auch daher, daß sie soviel mehr Zeit gehabt haben als wir. Die chinesische Zivilisation erstreckt sich über Tausende von Jahren, während unsere noch in den Kinderschuhen steckt. Nach chinesischen Begriffen sind wir noch jung und ungeduldig. Auf der Suche nach Neuem verwerfen wir das Alte. Sie hingegen verehren das Alte und werfen das, was sie in der Vergangenheit gelernt haben, nicht als Trödelkram fort. Vielleicht spielt auch die Tatsache, daß ihrer so viele sind, ein Rolle. Gründlich und geduldig können sie viele Methoden testen, weil sie so viele Menschen zum Testen haben.
Vor einigen Jahren hatte Robert Ripley eine Zeitungskolumne, die hieß «Sie werden es nicht glauben». Eines Tages stand dort unter dem Titel «Der marschierende Chinese» folgendes: «Wenn das chinesische Volk in Viererkolonne aufgestellt wird und an einem bestimmten Punkt vorbeimarschiert, so nimmt diese kein Ende. Ihre Geburtenrate ist nämlich so hoch, daß eine kontinuierliche Nachfolge gesichert ist.»

Die hohe Bevölkerungszahl Chinas ermöglichte eine ganze empirische Wissenschaft. Hunderte von Millionen von Chinesen haben während Tausenden von Jahren eine genügend große Testgruppe geliefert, und sie können nun behaupten und beweisen: «Wir haben es versucht . . . es wirkt.» Und wenn die Ärzte der westlichen Welt mit Labortests, Testresultaten und dem Rest der modernen Auswahltechnik kommen, so fällt es ihnen doch schwer, gegen die Wucht dieser simplen, direkten Logik anzukommen. Darüber hinaus werden die Heilmethoden früherer Zeiten in China nicht als Ammenmärchen belächelt. Der Medizinstudent lernt neben den modernsten medizinischen Errungenschaften auch die von seinen Urahnen aufgezeichneten medizinischen Prinzipien kennen. Wenn diese Techniken den westlichen Kollegen auch seltsam erscheinen mögen, so sind sie deshalb noch lange nicht bloß historische Kuriositäten. Sie bilden die Grundlage der chinesischen Medizin und sie wirken in östlicher Sicht ganz einfach, weil sie die Zeit überdauert haben.
In einigen Fällen wurde allerdings die Terminologie (zumindest in der Übersetzung) geändert. Die chinesischen Ärzte kriegten das unterdrückte Grinsen ihrer westlichen Kollegen satt, wenn sie jeweils vom schädigenden Einfluß des «Heißen Teufels» sprachen. Wenn sie jetzt deutsch reden, sprechen sie nicht mehr vom «Heißen Teufel», sondern vom «schädigenden Umweltfaktor». Trotz des Wechsels des Jargons blieb das medizinische Denken im Wesentlichen unverändert. Bei der Erstellung einer Diagnose stellen sie immer noch ab auf Faktoren, die die Prüfung durch die Zeit bestanden haben.

Deshalb ist es gar nicht so einfach, die Geschichte der chinesischen Medizin zu erzählen: Der Haken ist, daß nicht alles Geschichte ist. In einem unwahrscheinlichen Ausmaß sind nämlich die alten Einstellungen, das alte Denken und selbst die alten Behandlungsmethoden immer noch präsent. Die durch die Jahrhunderte bewiesene chinesische Medizin bewegt sich weiter in derselben Richtung, verändert sich nur wenig, paßt sich etwas den Zeiten an und nimmt neue Entdeckungen durchaus auf.
Das unterscheidet die chinesische Medizin wesentlich von der des Westens. Wir suchen nach dem Zauberwort, das alles erklärt und Grundlage ist für die zukünftige medizinische Entwicklung. Die Chinesen haben da mehr Weltklugheit. Sie werden auch weiterhin brauchbare Entdeckungen verwenden, aber die erprobten Methoden und Techniken ihrer Urahnen beibehalten. Aus diesem Grund ist dieser Abriß der Geschichte der chinesischen Medizin, was die Zeitform anbetrifft, verwirrend unklar. Eine scharfe Trennungslinie zwischen dem, was war, und dem, was ist, ist nämlich nicht möglich.
Heutzutage werden in China sowohl westliche als auch die traditionelle chinesische Medizin gelehrt und praktiziert. Die Ärzte beider Schulen werden gleich respektiert und arbeiten oft an Universitäten und Spitälern zusammen. Den Patienten steht die Wahl der Behandlungsmethode frei, sie können auch eine Kombination beider verlangen.
Diese Praxis zeigt sich am schönsten in der Ausbildung der «Barfußärzte». Diese Art Medikus ist ein besonderer Aspekt des chinesischen Lebens. Es gibt in der westlichen Welt dazu kein Gegenstück, ob-

schon der Arztgehilfe eine ähnliche Funktion ausübt. Diese neue Klasse von Ersatzärzten arbeitet in der Regel in ländlichen Gegenden.
Der Arztgehilfe ist speziell ausgebildet und hat eine Prüfung abgelegt. Seine medizinischen Kenntnisse reichen indessen nicht an die eines Arztes in Amt und Würden heran. Er nimmt dem Arzt die medizinische Routinebehandlung ab, überwacht harmlose Krankheiten, verbindet geringfügige Wunden und gibt medizinische Ratschläge allgemeiner Natur.
Es gibt aber wesentliche Unterschiede zwischen dem Arztgehilfen und dem Doktor. Erstens weiß der Arztgehilfe genau, wo seine Grenzen sind, er weiß, wann er um Rat fragen muß, und wenn er sich nicht kompetent fühlt, konsultiert er den Arzt. Ein besonderes Augenmerk schenkt er den Komplikationen, die zeigen, daß ein Fall seine Fähigkeiten überschreiten könnte. Schlußendlich darf er keine Rezepte ausschreiben.
Dieser neue Beruf ist für den vielbeschäftigten Arzt ein wahrer Segen, und ein Arztgehilfe in der Praxis ist in der Regel soviel wert wie ein Kollege, denn er entlastet den Arzt von der Routine, die das Ausüben der Medizin so oft zu einer zermürbenden Sache macht. Und was noch wichtiger ist: der Arzt kann jetzt seine ganze Aufmerksamkeit den ernsten Fällen zuwenden.
In China wurde diese Methode im großen Stil durchgeführt. Die Arztgehilfen sind dort nicht dünn gesät, sondern die Chinesen haben eine ganze Armee von Paramedizinern auf die Beine gestellt. Es handelt sich um das Korps der Barfußärzte, von dem im Westen so oft geschrieben wird. Ihre Position innerhalb der

Ärzteschaft und ihr Aufgabenkreis wird jedoch meistens mißverstanden.
Zum ersten ist schon der Name irreführend. Einige dieser Leute gehen vielleicht barfuß – etwa die, die in ländlichen Gegenden arbeiten – aber der Name bezeichnet eigentlich einen temporär auf diesem Gebiet tätigen Ersatzmedikus.
Im Unterschied zum Arztgehilfen arbeiten die Barfußärzte nicht unter der Aufsicht eines ausgebildeten Arztes. Sie wirken als selbständiges Glied in der medizinischen Befehlskette. Ihre medizinische Ausbildung beginnt mit einer Reihe von Kursen, die jeweils nur einige Monate dauern. Die Schulung ist ein fortlaufender Prozeß, und sie besuchen während ihres ganzen Lebens immer wieder zusätzliche Ausbildungskurse. Und vor allem ist kaum einer von ihnen dauernd als Medikus beschäftigt. Alle üben sie einen Beruf aus, zum Beispiel Bauer, Fabrikarbeiter, Ladenverwalter, ungelernter Arbeiter etc.
Was sie vom Rest der Bevölkerung unterscheidet, ist der kleine «Ärztekoffer», den sie bei sich haben. Sie können so an ihrem Arbeitsplatz quasi erste Hilfe leisten, Vorträge über Gesundheit und Hygiene halten und Präventivmedizin predigen.
Sie sind das erste Glied eines gestaffelten Systems medizinischer Fürsorge. Wenn ein Barfußdoktor sieht, daß er dem Leiden eines Patienten nicht gewachsen ist, wendet er sich an die lokale Ärzteschaft, aber da in der Regel rasche Hilfe an Ort und Stelle möglich ist, können viele Krankheiten gar nicht gefährlich werden.
Die Barfußärzte werden sowohl in der westlichen als auch in der traditionellen chinesischen Medizin aus-

gebildet. Die Handbücher, die sie studieren müssen, enthalten sowohl westliche Heilmethoden als auch chinesische Behandlungsweisen. So beschreibt zum Beispiel ein Lehrbuch eine bestimmte Krankheit mit genauen Symptomen und einer vereinfachten Diagnosetechnik. Dann werden zur Behandlung parallel sowohl Akupunktur und chinesische Heilkräuter als auch die modernsten westlichen Antibiotika empfohlen. Der Barfußarzt hat die Wahl und offensichtlich sind alle Methoden gleichberechtigt. Interessant ist, daß die Wahl dem Barfußdoktor überlassen wird. Er kann ein westliches Präparat spritzen, einen chinesischen Heilkräutertee brauen oder Akupunkturnadeln anwenden. Genau wie die ausgebildeten Ärzte westliche oder chinesische Methoden anwenden können, kann der auf einer niedereren medizinischen Stufe operierende Barfußarzt von allen möglichen Heilmethoden die auswählen, die ihm für seinen Patienten am geeignetsten erscheint.
Dieses konstante Ineinanderübergreifen des Alten und des Neuen macht es so schwierig, die chinesische Medizin chronologisch festzulegen. Ein großer Teil des in der Vergangenheit Gültigen wirkt aktiv und positiv auch in den modernsten medizinischen Methoden weiter.
Unter medizinischer Forschung stellen wir uns hierzulande genau kontrollierte Experimente vor, die von hingebungsvollen Spezialisten in weißen Mänteln in endlosen Arbeitsstunden in blitzenden, mit den letzten elektronischen Schikanen versehenen Laboratorien ausgeführt werden. Die chinesische Medizin hat sich unter völlig anderen Voraussetzungen entwickelt. Selbst die philosophische Grundlage, die die

chinesische Forschung bestimmte, ist von unserer Gedankenwelt vollkommen verschieden.
Im Westen bekämpfen wir die Krankheiten mit Schnellprogrammen. Wir «kämpfen den Kampf gegen den Krebs», wir haben «den Kampf gegen die Tuberkulose gewonnen». Es ist, als wären wir Menschen Fremde in einer feindlichen Umwelt und als könnten wir nur überleben um den Preis eines andauernden schweren Kampfes gegen die Mächte dieser Erde.
Die Chinesen hingegen sind der festen Überzeugung, ein Teil der Natur zu sein. Sie glauben, daß man krank wird, wenn man sich mit der Natur nicht mehr in Einklang befindet, wenn das Gleichgewicht mit der Umwelt, vor der wir uns so fürchten, gestört ist. Nichts läge den Chinesen ferner, als sich gegen die Natur zu wappnen. Sie gehen mit den Naturgegebenheiten oder passen sich ihnen an. Die Natur, so glauben sie, ist wie die Zeit . . . auf ihrer Seite. Diese Haltung drückt sich in den östlichen Begriffen Yin und Yang aus. Das sind zwei einander gegenüberstehende Ganzheiten, die als eine Art begrenzte Unendlichkeit wirken. Alles ist entweder Yin oder Yang. Yin ist alt, dunkel, Nacht, leer und weiblich. Yang ist warm, hell, Tag, fest und männlich. Yin ist negativ, Yang ist positiv. Einatmen und ausamten, wachen und schlafen, Himmel und Erde und die Jahreszeiten sind entweder Yin oder Yang.
Selbst die Körperorgane werden diesbezüglich kategorisiert. Hohl- oder Speicherorgane wie Lungen, Milz, Herz, Nieren oder Leber sind Yin, die Yang-Organe (die aktiven, die Arbeitsorgane) sind der Dickdarm, der Magen, der Dünndarm, die Harnblase

und die Gallenblase. Wie Sie sehen, muß man sich geistig etwas anpassen, um die Kategorien nicht zu verwechseln. Yin und Yang sind voneinander verschieden. Das eine ist nicht besser als das andere. Auf was es ankommt, ist das Gleichgewicht oder die Harmonie zwischen den beiden. Von dieser hängt ab Auf- und Untergang der Sonne, das Sprießen der Samen, das Reifen der Ernte, die richtige Regenmenge, Sonne, Wind und andere Naturkräfte. Wenn Yin und Yang im Gleichgewicht sind, stehen die Halme hoch und voll. Verkümmertes Wachstum, dürre Halme, vertrocknete Früchte sind das Zeichen, daß Yin und Yang nicht im Gleichgewicht sind. Auch Naturkatastrophen wie Stürme, Taifune und Erdbeben sind die Folgen von Disharmonie zwischen Yin und Yang.
Sehr wenige Dinge sind entweder Yin oder Yang. Fast alles ist ausgewogen und enthält beide Elemente. In allen Yin-Elementen ist etwas Yang und vice versa. Aus diesem Grunde können einige Dinge, die ursprünglich Yin sind, zu Yang werden, wenn das Gleichgewicht sich ändert.
Das bedeutet jedoch nicht, daß Yin oder Yang eine Kraft sind, zumindest nicht im westlichen Sinn. Yin und Yang sind ganz einfach Formen der Identifikation. Wenn andere Faktoren in einer Situation oder einem Ding sich ändern, wird sich einfach das Gleichgewicht von Yin nach Yang verschieben.
Ein Beispiel: Sie haben einen Kübel voll roter Farbe, und da leeren Sie nun weiße Farbe hinein. Am Schluß haben Sie einen Kübel voll rosa Farbe. Die Wörter *rot* und *rosa* sind bloß Identifikationen wie Yin und Yang. Die weiße Farbe hat die Änderung bewirkt. Das allein war der verursachende Faktor.

Dieses Gleichgewichtsprinzip gilt auch für Menschen, und die Chinesen glauben, es sei die Ursache für Krankheit und Gesundheit. Wenn Yin und Yang im Körper und seinen sämtlichen Organen im Gleichgewicht ist, dann sind der Körepr und alle seine Organe gesund. Wenn das Gleichgewicht dadurch gestört wird, daß entweder Yin oder Yang zu stark wird, können die Körperorgane nicht mehr richtig funktionieren, und die Folge ist, daß man krank wird. Die Aufgabe des Arztes ist es, das Gleichgewicht wiederherzustellen, damit der Patient wieder gesund wird.
Zu diesem Zweck kann sich der Arzt vieler Heilmethoden bedienen. Akupunktur ist die im Westen am besten bekannte Methode, aber vielleicht versucht es der Arzt auch mit Heilkräutern, Massage, Schröpfen oder Änderung der Ernährung. Alle diese Methoden sind uralt und ganz modern.
Der Kranke wird nicht isoliert betrachtet. Nach Meinung der Chinesen ist er nicht krank, weil äußere Kräfte wie Mikroben oder Viren seinen Körper befallen haben, sondern er ist krank, weil in ihm keine Harmonie mehr herrscht. Er steht aber immer noch in Beziehung mit den Naturkräften in seiner Umwelt. Weil das so ist, wird der Mediziner der chinesischen Schule die Krankheit im Zusammenhang mit Wettereinflüssen, Jahreszeiten, dem Tag des Jahres und sogar der Stunde des Tages sehen. Die Chinesen sind auch mit der Astrologie vertraut, und einige Ärzte pflegen vor der Diagnose ein Horoskop zu stellen.
Trotz der Tatsache, daß die chinesische Medizin in hohem Grad subjektiv ist und von einem feinen, fast intuitiven Urteil des Arztes abhängt, ist sie doch auch

beherrscht von einer Reihe sehr komplizierter Regeln und Vorschriften. Die meisten betreffen den Fluß einer vitalen Energie namens *Ch'i.*

Ch'i fließt in Kanälen, die einem Lymphgefäßsystem, einem Blutgefäßsystem oder einem Nervensystem ähneln, durch den Körper. Und dabei ist *Ch'i* weder eine Flüssigkeit wie Blut noch ein elektrochemischer Prozeß, wie er sich im menschlichen Nervensystem abspielt. Man kann es nicht sehen, fühlen, schmekken oder in irgendeiner physikalischen Weise feststellen, daß es da ist. Aber im chinesischen Denken existiert es . . . es ist real. Ein Großteil des Interesses der chinesischen Medizin gilt dem Fließen des *Ch'i.* Wenn Yin und Yang nicht im Gleichgewicht sind, dann wird der Fluß des *Ch'i* gehindert. Der freie Fluß des *Ch'i* ist Voraussetzung für die Gesundheit. Die Aufgabe des Arztes besteht darin, die Blockierung zu finden und zu beseitigen, damit das *Ch'i* frei und natürlich dahinströmen kann.

Dem westlichen Geist wird der Begriff des *Ch'i* vermutlich verständlicher werden, wenn er sich das *Ch'i* als Energie vorstellt. Die Energie fließt nicht gleichmäßig durch den Körper; zum Beispiel die Nieren bekommen nicht genügend Energie. So kann es vielleicht unsere Denkweise besser verstehen. Aber Energie ist ebenso unmeßbar wie *Ch'i.* Reden wir nicht eigentlich von derselben Sache? *Ch'i* zirkuliert im Körper in einem Netz von Kanälen, die man Meridiane nennt und die den Arterien und Venen ähnlich sind. Es gibt zwölf Meridiane, von denen jeder eine Verbindung zu einem Organ hat. Diese Meridiane verlaufen symmetrisch auf der linken und der rechten Körperseite. Zusätzlich gibt es noch zwei weitere Meridiane, einen auf der Körpervorderseite, einen auf der Körperrückseite. Ist eine Störung einmal erkannt, so kann sie dadurch, daß man den Energiestrom entlang des geeigneten Meridians zum kranken Organ leitet, behandelt werden.

So heilt, extrem einfach ausgedrückt, der Akupunkteur den Patienten. Durch Massage oder den Gebrauch der Nadeln beeinflußt er ganz bestimmte Punkte entlang der richtigen Meridiane, um einen verstärkten Energiestrom zum Herd des Übels zu leiten.

Die Akupunkturpunkte liegen entlang der Meridiane an ganz bestimmten Stellen. Ursprünglich waren es 365 Punkte, entsprechend den 365 Tagen eines Mondjahres, und jetzt sind es mehr als 1000. Diese zusätzlichen Punkte für den weiteren therapeutischen Gebrauch wurden ebenso wie die Lokalisierung der ursprünglichen 365 Punkte durch Ausprobieren gefunden.

Es geht die Sage, daß die Akupunktur vor mehr als 5000 Jahren zufällig auf einem Schlachtfeld entdeckt wurde. Einem Soldaten, der durch einen Pfeil am Bein verwundet worden war, fiel auf, daß mysteriöserweise seine Magenbeschwerden verschwunden waren. Ein anderer Soldat, dessen Hand leicht verletzt worden war, stellte fest, daß die Kopfschmerzen, die ihn fast sein ganzes Leben lang geplagt hatten, plötzlich wie weggeblasen waren. Im Verlaufe der Jahrtausende summierten sich diese Fälle und erweckten als eine Art Beweismaterial die Aufmerksamkeit der alten Ärzte, die der Sache nachgingen. Zu ihrer Überraschung stellten sie fest, daß sie den Effekt wiederholen konnten, indem sie ganz einfach

Nadeln aus Knochen, Stein oder Elfenbein in den Körper steckten. Und da sie eine genügend große Testgruppe hatten, mit der sie arbeiten konnten, entwickelte sich aus dem Testprogramm schrittweise die Wissenschaft von der Akupunktur. Immer mehr Punkte wurden entdeckt, ein Zusammenhang mit therapeutischen Erfolgen stellte sich heraus, und die Resultate wurden bestätigt. In jenen Tagen war die medizinische Forschung sporadisch und weit verstreut in dem riesigen Land. Entdeckungen, die ein Arzt machte, wurden kaum über das Dorf hinaus bekannt, in dem er praktizierte, und er erfuhr auch selten etwas von den Entdeckungen anderer Ärzte im Land.

Dann wurde vor ungefähr 4000 Jahren das *Huang-ti Nei king* geschrieben. Das Buch des Herrschers des Reichs der Mitte von der Inneren Medizin. Auf kaiserlichen Befehl wurden die medizinischen Kenntnisse gesammelt und niedergeschrieben. Zum ersten Mal gab es in China ein medizinisches Kompendium. Das war ein Durchbruch auf mehreren Gebieten. So enthält zum Beispiel das *Nei king* (so der abgekürzte Titel) die erste Aufzeichnung über den Blutkreislauf. Die westliche Medizin fand das erst ungefähr 4000 Jahre später heraus, aber die Ärzte des alten China kannten schon Arterien und Venen und konnten sie voneinander unterscheiden. Vieles in diesem *Nei king* ist auch heute noch gültig. Wenn sich Forschungsteams in chinesischen Spitälern heute einem neuen Projekt zuwenden, blättern sie zuerst sorgfältig im *Nei king*, auf der Suche nach Hinweisen, die ihnen helfen könnten. Oft wird auch bei der Publikation eines medizinischen Berichtes oder einer neuen Behandlungstechnik das *Nei king* in der Bibliographie erwähnt. Dieses Buch war für die Entwicklung der chinesischen Medizin so wesentlich, daß es auch heute noch als Sprungbrett für die Forschung dient. Stilistisch ist das Werk eine ganz entzückende Sache. Der Herrscher des Reichs der Mitte stellt Tausende von Fragen über besondere medizinische Probleme und ihre Behandlung. Nachdem er die ausführliche Antwort bekommen hat, weiß er sich jeweils vor Entzücken kaum zu fassen. So heißt es zum Beispiel über eine der alten Techniken der Anwendung der Akupunkturnadeln:

«Um Flüssigkeit abzuleiten muß man *feng* benützen, die richtige Methode. Feng bedeutet, daß man das Entwässern bei günstigen atmosphärischen Bedingungen durchführen soll, man soll es durchführen, wenn der Mond voll ist, man soll es durchführen, wenn der Tag warm ist und man soll es durchführen, wenn der Körper in guter Verfassung ist. Man muß es beim Einatmen anwenden. Jetzt muß die Nadel hineingestochen werden und beim Ausatmen muß das wiederholt werden. Dann muß die Nadel gedreht werden und das muß beim Ausatmen wiederholt werden. Und dann muß die Nadel langsam herausgezogen werden.»

Zweifellos geht einiges in der Übersetzung verloren, aber die Passage ist typisch für die Aufmerksamkeit, die auch dem geringsten Detail zugewandt wird, und die das ganze Buch charakterisiert. Ebenso interessant ist die Art, in welcher der Kaiser des Reichs der Mitte diese Ausführungen aufnimmt. Er sagt:

«Wie köstlich diese Argumentation! Zu denken, daß man den Körper des Menschen mit Yin und Yang, den beiden Prinzipien der Natur, in Einklang bringen kann! Und mit den vier Jahreszeiten! Sein Nachahmen der Leere und der Fülle! Seine Reaktionen auf die subtilsten Einflüsse! Aber wer außer Dir hätte es so interpretieren können?»

Die chinesische Medizin hat sich nicht in einem Vakuum entwickelt. Sie war auf die Zeiten abgestimmt und reflektierte soziale, praktische und religiöse Haltungen der jeweiligen Zeit.

Während vielen tausend Jahren verbot die Religion dem Orientalen, ohne alle seine Glieder zu sterben. Dieses Tabu hinderte die Entwicklung der Chirurgie, da diese ja die Entfernung von Organen oder Gewebe beinhaltete. Autopsien und Sektionen waren selbstverständlich bei Todesstrafe verboten, und demzufolge hatten die chinesischen Ärzte keine Möglichkeit, ins Innere eines Körpers zu sehen, verstehen zu lernen, wie er funktionierte und wo die einzelnen Organe lagen.

Dieses Tabu wurde nun zu einer mächtigen Antriebskraft bei der Entwicklung von Diagnose- und Behandlungstechniken. Ohne dieses Verbot wäre die Akupunktur vermutlich nicht zu einer so bedeutsamen Heilmethode geworden. Hätten die chinesischen Ärzte nämlich Leichen sezieren dürfen, so hätten sie wahrscheinlich gründlich nach einer körperlichen Verbindung zwischen dem Punkt, wo die Akupunkturnadel plaziert wird, und dem Effekt, den sie im Körper bewirkt, gesucht. Sie hätten aber eine solche Verbindung nicht gefunden. In den vielen Jahrhunderten, die seit der Entdeckung der Akupunktur vergangen sind, hat die Medizin nämlich noch keine allgemeingültige Erklärung für die Wirksamkeit dieser

Technik gefunden. Die chinesischen Ärzte hätten vermutlich nach einer gewissen Zeit das ganze Forschungsprogramm abgebrochen und ihr Interesse auf fruchtbarere Gebiete gelenkt. Viele andere Nationen haben zu verschiedenen Zeiten ihrer Geschichte die wissenschaftliche Erklärung der Akupunktur aufgegeben. Bis jetzt hat sie jedem wissenschaftlichen Erklärungsversuch getrotzt. Die Chinesen konnten es sich aber nicht leisten, aufzugeben. Sie hatten etwas in Händen, das funktionierte, und da sie so wenig Forschungsmöglichkeiten und Heilmethoden hatten, mußten sie aus den ihnen erreichbaren das beste machen. In einer gewissen Art läßt sich das vergleichen mit der bei Blindheit auftretenden verstärkten Sinneswahrnehmung, wo Hören, Riechen und die andern Sinne schärfer werden, um das Fehlen des Augenlichts auszugleichen.

Die chinesischen Ärzte probierten die Akupunktur weiterhin aus, sammelten Akupunkturpunkte und notierten ihre gezielte Wirkungsweise. Erst nachdem sie ein ungeheures Beweismaterial in Händen hatten, versuchten sie eine Erklärung des Vorganges zu formulieren. Das Produkt war eine Reihe kompliziertester Regeln und Vorschriften, von denen einige selbst im Licht der modernsten medizinischen Erkenntnisse noch Geltung haben.

Natürlich ist es auch möglich, daß neugierige Mediziner bei Gelegenheit die alten Tabus verletzten und im Verborgenen Sektionen ausführten. Die Strafen waren jedoch schwer und wurden unverzüglich vollstreckt, wobei die Enthauptung noch die gnädigste war.

Soziale Schranken und Tabus hinderten den chinesischen Arzt ebenfalls an seiner Arbeit. So war es ihm verwehrt, eine Frau von hoher gesellschaftlicher Stellung oder eine Adlige nackt zu sehen. Und manchmal durfte er sie überhaupt nicht sehen. Wenn er Visite machte, waren die schweren Bettvorhänge zugezogen, und er mußte sich mit ihr durch die Vorhänge hindurch unterhalten. Fragen persönlicher Natur, die der Patientin unangenehm hätten sein können, waren selbstverständlich nicht gestattet.

In extremen Fällen war sogar dieser minimale Kontakt dem Arzt verboten. Eine Dienerin gab die Fragen des antichambrierenden Arztes weiter, der nur hoffen konnte, daß die Antworten nicht allzu verstümmelt waren. In manchen Fällen behalf sich der Arzt auch mit einer «Doktorpuppe», einer Elfenbeinfigur einer nackten Frau. Der Doktor gab diese Puppe der Patientin, die auf ihr die Stelle bezeichnete, wo sie Schmerzen hatte. Wenn der Doktor ins Nebenzimmer verwiesen worden war, trug die Dienerin die Puppe zur Patientin, die mit einem Zeichenstift die Stelle des Schmerzes markierte.

Da die Möglichkeiten der Untersuchung im Unterschied zum Westen sehr beschränkt waren, war der chinesische Arzt darauf angewiesen, jeden Schatten eines Hinweises genau zu verfolgen, und er war quasi gezwungen, das Nichtgreifbare zu begreifen.

Die klassische chinesische Medizin kennt vier Diagnosemethoden: Betrachten, Hören, Fragen und Befühlen, ganz genau vorgeschriebene Prozeduren, die auf einer Reihe von Grundprinzipien beruhen. Diese Faktoren summieren sich zu einer astronomischen Zahl, aber genau diese präzise Kombination von subjektivster Untersuchungsmethode und objektivsten

Kriterien führt dann zu einer Diagnose ... und zwar zu einer richtigen.

Betrachten bedeutet wesentlich mehr als einen raschen Blick. Mit großer Aufmerksamkeit studiert der Arzt erst einmal das allgemeine Aussehen des Patienten, achtet besonders auf die Hautfarbe und merkt sich Farbe und Beschaffenheit von Nase, Mund, Augen und speziell der Zunge. Jede Farbnuance, jeder Gewebezustand hat eine besondere Bedeutung. So deutet zum Beispiel ein stark gerötetes Gesicht oft auf eine Herzstörung, gelb weist auf Milzstörungen, schwarz auf Nierendefekte.

Natürlich gilt das nicht unbedingt. Ein gerötetes Gesicht kann Ausdruck einer robusten Konstitution sein, und eine leichte Gelbfärbung ein Zeichen, daß die Milz in Ordnung ist. Schon in dieser Phase der Untersuchung muß der Arzt also eine Reihe von Faktoren richtig beurteilen, bevor er zu einem Schluß kommen kann.

Besonders genau studiert er die Zunge und schaut nicht nur auf Farbschattierungen wie gräulich, grünlich etc., sondern beachtet auch die bedeutsamen Unterschiede im Zungenbelag. Wir im Westen wissen, daß ein gestörter Magen sich oft in einer belegten oder pelzigen Zunge zeigt. Die orientalische Diagnostik zieht aus Zungentexturen und -belägen auch noch Schlüsse auf andere gestörte Organe.

Auch die Fingernägel und die Haut um die Fingernägel herum werden genauestens examiniert. Da die Patienten sehr schamhaft waren, konnten die Ärzte des alten Chinas nämlich in der Regel nur jene Körperteile sehen, die man öffentlich zeigte. Dies gilt übrigens auch noch heute in vielen Teilen des

Orients, wo die Patienten sich immer noch genieren, sich dem Arzt nackt zu zeigen.

Hören heißt mehr als einem Patienten zuhören, der seine Symptome beschreibt. Der Arzt achtet ganz genau auf Tonfall, Timbre und Ton der Stimme, aus der er sonst unmerkliche Krankheitsanzeichen heraushören kann. Aus diesen kleinsten Hinweisen gewinnt er Anhaltspunkte für seine Diagnose.

Starke Geräusche sind relativ leicht auszumachen. Husten und Atembeschwerden bedeuten für den chinesischen Doktor dasselbe wie für seinen westlichen Kollegen. Die orientalische Diagnosetechnik ist aber in bezug auf die Körpergeräusche viel raffinierter. Eine schreiige Stimme in einer normalen Konversation kann ein Hinweis auf eine verstärkte Leberfunktion sein. Ächzen kann eine Nierenstörung andeuten, eine weinerliche Stimme auf krankhafte Lungenfunktion hinweisen. All das sind sehr feine, kaum merkliche Hinweise, und es braucht eine große Intuition, um sie als Tatsachen zu erkennen.

Zum Hören gehört auch, daß der Arzt sich einen Teil der Krankengeschichte des Patienten notiert und ihn nach seinem Harn und seinem Stuhlgang befragt. Statt eine Probe zu verlangen, hört er genau auf die Beschreibung des Patienten.

Fragen ist mit Hören verwandt, aber hier wird der Arzt nicht so sehr auf den Redefluß des Patienten achten, sondern ihm präzise Fragen stellen. Er wird sich für die täglichen Gewohnheiten des Patienten interessieren, für seine Arbeit, wie lange er schläft, die Krankengeschichte, die Symptome, und jegliche Information, die der Patient liefern kann. Wenn der Patient sich bis jetzt noch nicht über Speichel,

Schweiß, Urin und andere Körperausscheidungen geäußert hat, wird der Arzt ihn direkt danach fragen.

Befühlen. Fühlen ist mehr als nur das Tasten nach geschwollenen Drüsen oder Mißbildungen unter der Haut. Der Doktor sucht an verschiedenen Stellen auf der Haut nach Temperaturunterschieden, studiert genau das Hautgewebe und sucht nach Flecken oder Rissen. Am wichtigsten ist jedoch die Pulsdiagnose, eine seltsame und schwierige Kunst. Wie die westlichen Ärzte, so messen auch die chinesischen Ärzte den Arterienpuls, vor allem den Radialispuls in der Nähe des Handgelenks. Ein begabter Arzt kann jedoch aus dem Puls viel mehr herauslesen, als man gemeinhin glaubt. Einige Ärzte behaupten, daß die chinesische Technik so raffiniert ist, daß manche Krankheiten schon erkannt werden können, lange bevor sich die klinischen Zeichen melden. Und das ist ja genau das, was nach Ansicht der Chinesen die ärztliche Kunst eigentlich ausmacht – die Krankheit verhindern.

In früheren Zeiten bezahlten die Chinesen ihre Ärzte dafür, daß sie nicht krank wurden. Krankheit war ein klarer Beweis, daß der Arzt seine Pflicht vernachlässigt hatte – und so wurde er nicht mehr bezahlt. Er bekam erst dann wieder ein Honorar, wenn der Patient wieder vollkommen hergestellt war. Übrigens ist die Ansicht, daß mit einer besonderen Diagnosetechnik viele Krankheiten vorausgesagt werden können, eigentlich nicht so unüblich. Auch in der modernen Medizin achtet man auf Warnzeichen. So können zum Beispiel Zahnärzte vom Zustand der Zähne auf Krankheiten in anderen Organen schließen und ihre Patienten zu einem Arzt schicken. So betrachtet ist auch die Pulsdiagnose ein Vorbote. Wenn sie auch nicht zu den konventionellen Methoden der westlichen Medizin gehört, so sollte man ihr, glaube ich, doch einen kleinen Platz einräumen. Schließlich hat sie ja ihre Tauglichkeit an vielen Menschen während Tausenden von Jahren bewiesen. Geschickte Ärzte können mit Hilfe der Pulsdiagnose sogar Nachwirkungen bestimmter Krankheiten feststellen, ja man könnte sagen, daß ihre Fingerspitzen das Wesentliche einer Krankengeschichte aufzeichnen.

Der orientalische Arzt mißt den Pulsschlag an drei verschiedenen Stellen des Handgelenkes, einmal an der, wo auch der westliche Arzt den Puls mißt, und dann noch an zwei weiteren unmittelbar daneben gelegenen Pulsstellen. Dazu kommt, daß es zwei Arten gibt, den Puls jeder dieser Stellen zu messen. Den ersten oder Oberflächenpuls spürt man, wenn man ganz leicht auf die Haut über der Arterie drückt. Die beiden andern Pulse können «gelesen» werden, indem man den Druck etwas verstärkt. Sechs Pulsstellen auf jedem Handgelenk geben total zwölf für den ganzen Körper.

Der chinesische Arzt zählt nicht nur die Pulsschläge, sondern er kennt achtundzwanzig verschiedene Pulsarten, und einige der Unterscheidungen sind in der Tat äußerst fein. Die alten chinesischen Schriften beschreiben die Eigenschaften in manchmal fast poetischer Weise. Einige Pulse sind leicht und heiter, wie «ein Stück Holz, das auf einem Fluß dahintreibt». Andere sind lebhaft wie «der federnde Tritt eines Huhns auf dem Weg». Die Skala umfaßt leere, hohle, stoßweise, volle, lange, kurze, enge, weiche, feine, zähe, feste, dünne, versteckte, eilende, bewegliche, intermittierende, hastige, wirre, rasende, unbestimmte, langsame, tiefe, rasche, glatte, gebremste, übersprudelnde, steife, schwerflüssige Pulse.

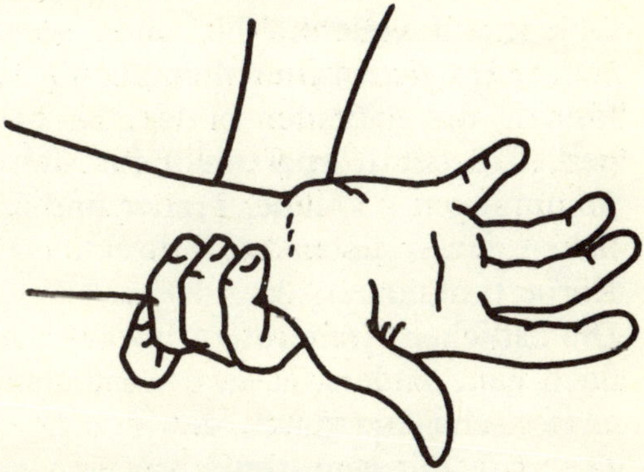

Das Merkwürdige an dieser Sache ist, daß Sie in wenigen Minuten verstehen lernen können, was der Arzt herausfinden will. Halten Sie Ihr Handgelenk wie auf der Skizze dargestellt, und legen Sie die Finger der anderen Hand auf die richtige Stelle. Drücken Sie jeweils mit einem Finger leicht, bis Sie den Pulsschlag fühlen können. Jetzt drücken Sie fester, bis Sie ihn nicht mehr spüren. Nun heben Sie den Druck langsam wieder auf, bis Sie wieder einen Puls, vermutlich von einer ganz andern Stärke, spüren.
Es ist unwahrscheinlich, daß Sie besonders feine Unterschiede des Pulsschlags herauslesen können, aber Sie werden sowohl bei leichtem als auch bei festerem Druck Unterschiede zwischen starken und schwachen Pulsschlägen feststellen können. Und wenn Ihnen das gelingt, dann haben Sie etwas festgestellt, was nach Meinung der modernen medizinischen Wissenschaft gar nicht existiert. Aber wie Sie gespürt

haben werden, gibt es ganz klare Unterschiede, und ihre Bedeutung ist eine Streitfrage zwischen Ost und West.

Während der Untersuchung wird der chinesische Doktor auf viele Kleinigkeiten achtgeben. Er wird sich zum Beispiel eine Meinung über die geistige Verfassung des Patienten bilden. Es ist eine alte Weisheit, daß der Körper nicht für sich allein existiert. Stimmungen – Freude, Trauer und andere Gefühle – haben einen tiefen und direkten Einfluß auf die Körperfunktionen.

Die östlichen Ärzte interpretieren diese Einflüsse jedoch ganz anders als ihre westlichen Kollegen. Der chinesische Arzt glaubt, daß sich gewisse emotionelle Zustände mit gewissen Körperorganen oder Krankheiten in Verbindung bringen lassen. Er verbindet Depression mit einer Leberstörung, Symptome manisch-depressiven Irreseins mit einer möglichen Herzkrankheit, und bei heftigen Angstzuständen wird er die Nieren untersuchen. Furcht ist eine Lungenkrankheit, Besessenheit eine Milzstörung.

Bei alldem vergißt der Arzt natürlich keineswegs die direkte, konstante Beziehung des Patienten zur Umwelt, in der er lebt. Er ist ein Teil von ihr, ergo wird sie ihn beeinflussen. Die Nahrung, die er zu sich nimmt, das Gebiet, in dem er wohnt, können nicht getrennt werden vom Menschen, der beim Arzt Hilfe sucht.

Noch etwas unterscheidet die chinesischen Ärzte grundsätzlich von ihren westlichen Kollegen. Sie bilden nämlich zusammen mit dem Patienten und vermutlich auch mit der Familie, den Freunden und den Nachbarn eine Gemeinschaft. Der Patient ist ebenso ein Bestandteil des Heilungsprozesses wie der Arzt. Das heißt, daß der Arzt den Patienten nicht bloß um seine Meinung fragt und genau zuhört, sondern diese als gültigen Teil der Diagnose betrachtet. Wer weiß denn schließlich besser, was der Patient fühlt, als der Patient selber?

Auch heute noch lehnen die Chinesen den Rat eines Arztes, der ihnen bloß etwas verordnet, kategorisch ab. Statt dessen bestehen sie auf einem Meinungsaustausch, das heißt: der Patient hat auch etwas zu sagen. Der Arzt kann sich nicht einfach auf Grund seiner Stellung und seiner Bildung über die Ansichten des Patienten hinwegsetzen. Er muß erklären, warum gewisse Tatsachen nicht so sind, wie es den Anschein macht, und den Patienten langsam und sicher zur Diagnose führen. Der Doktor will einen informierten Patienten, weil dieser bei der Behandlung mitmacht, da er verstanden hat, wo es ihm fehlt.

Manchmal wird aus dieser Unterhaltung auch eine Familienzusammenkunft, weil der Patient ja seine Familienmitglieder, Freunde und Arbeitskollegen mitbringen darf. Alle sind sie an seiner Gesundheit interessiert, vor allem aber hat jeder von ihnen seine Meinung, die beachtet werden sollte. Aus diesem Grund wird die Diagnosestellung oft zu einer Art Debatte.

Während der Untersuchung achtet der Arzt streng auf die acht Grundsätze oder Prinzipien: Jede Information wird von ihm in eine dieser Kategorien eingeordnet: Sie sind paarweise gegliedert. Yin und Yang, innen oder außen, Wärme oder Kälte, Fülle und Leere. Die Sachlage wird durch Überschneidungen sehr kompliziert. Zusätzlich können einige, obschon

gegensätzlicher Natur, miteinander existieren. Das geht folgendermaßen:
Es wird vom Prinzip ausgegangen, daß eine Krankheit an der Oberfläche beginnt und nach innen vordringt. Sie strömt durch die Akupunkturmeridiane, bis sie eines der Körperorgane erreicht, sich eingräbt und ernsthafte Störungen verursacht. Von diesem Standpunkt aus gesehen ist es möglich, daß ein Zustand von äußerlicher Kälte und innerlicher Hitze herrscht. Ein Teil des Körpers ist leer, der andere voll. Diese diversen Faktoren sind für die chinesischen Ärzte, die sie seit langem berücksichtigen, keine losen Kategorien oder vage Abstrakta. Da es keine scharfen chemischen Diagnosemethoden gibt, muß sich der Arzt auf eine Menge miteinander in Zusammenhang stehender Faktoren stützen, die er bewertet.
Die Akupunktur hat sich auf eine ähnliche Weise entwickelt – es gab genügend Chinesen, die eine empirische Entwicklung ermöglichten. Und genauso gibt es genügend Prinzipien und Faktoren, die eine erstaunlich präzise Diagnose erlauben. Der Arzt wird auch auf die Körperhaltung des Patienten schauen. Ist er unlustig, möchte er reden, ist er verdrossen, in sich gekehrt, möchte er allein sein, wie bewegt er sich? Keiner dieser Faktoren ist für den westlichen Arzt mehr als ein unbedeutender Zufall. Für die östlichen Ärzte sind diese Dinge seit eh und je wesentliche Faktoren für eine Diagnose.
Es gibt eine Reihe von Teufeln, die für den orientalischen Arzt Verursacher der Krankheiten sind. Die Behandlung hängt davon ab, daß man den Schuldigen isoliert und seinem Wesen entsprechend vorgeht.

Die Liste enthält Wind-Teufel, Kälte-Teufel, Hitze-Teufel, Feuchte-Teufel, Trocken-Teufel, Feuer-Teufel. Jeder hat eine direkte und spezielle Wirkung auf den Patienten. Es ist wichtig, daß man den richtigen Teufel findet, sonst nützt die Behandlung nichts. Da es sich hier in erster Linie um klimatische Ursachen handelt, hängen sie selbstverständlich mit dem Wetter zusammen. Kälte ist ein Zustand, der vor allem im Winter herrscht. Der Wind bläst am stärksten im Frühling. Die Hitze ist im Sommer am größten.

Alle diese einfühlsamen Diagnosetechniken hatten nur ein Ziel: die passende Behandlungsmethode zu finden. Bei der Akupunktur heißt das den oder die Punkte zu stechen, die den Patienten wieder gesund machen. Die Entscheidung ist nicht leicht, da so viele Daten vorliegen und deshalb so viele Faktoren berücksichtigt werden müssen.

Einmal mehr jedoch kommt die Tradition zu Hilfe. Es gibt eine Sammlung von Vorschriften, die bei der Aussortierung der angesammelten Fakten hilft. Diese Methode, die als die «5-Elemente-Lehre» bekannt ist, teilt zuerst einmal alles unter der Sonne in fünf Kategorien (die sich natürlich überschneiden): Holz, Feuer, Erde, Metall und Wasser.

Auch die Körperorgane werden entsprechend klassifiziert.

Zusätzlich enthält jede Kategorie ein Yin-Organ und ein Yang-Organ. Das sieht folgendermaßen aus:

Holz enthält Yin Leber und Yang Gallenblase;
Feuer enthält Yin Herz und Yang Dünndarm;
Erde enthält Yin Milz und Yang Magen;
Metall enthält Yin Lunge und Yang Dickdarm;
Wasser enthält Yin Niere und Yang Blase.

Die oben erwähnten Beziehungen treffen sowohl auf die Organe als auch auf die Meridiane gleichen Namens zu, das heißt «Gallenblase» bedeutet sowohl das Organ selber als auch den Gallenblasen-Meridian.

Alle diese Begriffe lassen sich durch einen fünfzackigen Stern symbolisch darstellen. Der Zweck dieses Sterns ist es, die Sache etwas weniger kompliziert zu machen, wenn es um die Anwendung der Regeln geht. Er macht auch das Verhältnis der 5 Elemente etwas klarer. Die 5-Elemente-Konfiguration sieht folgendermaßen aus:

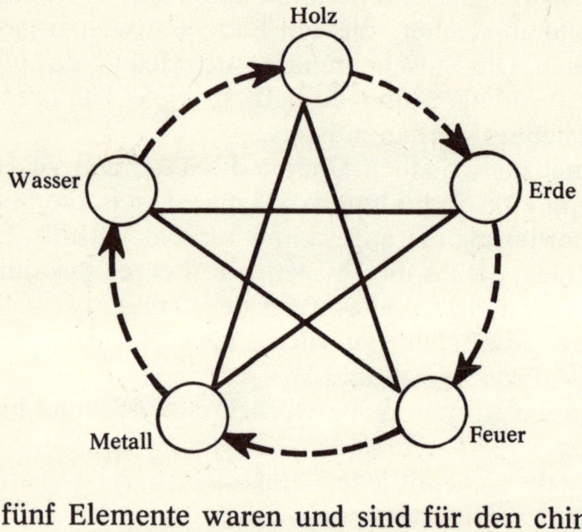

Die fünf Elemente waren und sind für den chinesischen Patienten anschauliche Ausdrücke. Genau wie zum Beispiel der Deutsche von seiner Leber redet, so redet der Chinese beim Arzt von seinem Holz. Und wenn der Doktor sich über das Metall des Patienten Sorgen macht, dann wird er entweder über die Lungen oder über den Dickdarm reden, je nachdem, ob es sich um eine Yin- oder eine Yang-Störung handelt. In der Praxis werden einige interessante Regeln im Zusammenhang mit den fünf Elementen angewendet. Das erste ist das Mutter-Sohn-Gesetz. Das heißt ganz einfach, daß die Elemente aufeinander in bestimmter Folge einwirken. Und zwar auf zwei Arten: Die erste betrifft die Unterstützung eines Elements durch ein anderes.

Die Chinesen reden davon, daß ein Element ein anderes «erzeugt». Wenn man diesen Begriff dem 5-Elemente-Stern hinzufügt, sieht es so aus:

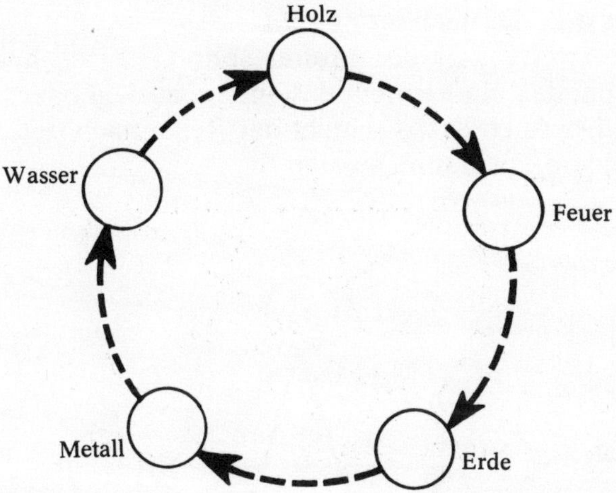

Die alten Texte erklären das Mutter-Sohn-Gesetz so: «Wenn ein Meridian leer ist, tonisiere (oder aktiviere) seine Mutter. Wenn er voll ist, leere (oder sediere) das Kind.» Die Worte *leer* und *voll* meinen natürlich überaktiv und unteraktiv. Die Mutter ist einfach der

Meridian, der vor dem Spezifischen in der gestrichelten Linie kommt, der Sohn ist der, der nachher kommt.

Anwendung ist da einfacher als Erklärung. Angenommen, der Patient hat Schwierigkeiten mit seiner Ausscheidung. Dann ist sein Nierenmeridian unteraktiv. Nach dem eben erwähnten Gesetz muß also die Mutter tonisiert werden. Der Meridian, der vorher kommt, ist der Lungenmeridian. Um also die Tätigkeit der Nieren anzuregen, muß vorschriftsgemäß der Lungenmeridian bearbeitet werden. Wenn man hingegen eine überaktive Niere sedieren will, muß man den Lebermeridian sedieren, welcher der Sohn ist oder der, der nachher kommt.

Der zweite Teil des Mutter-Sohn-Gesetzes handelt davon, daß ein Element das andere besiegt oder überwältigt. Auch das geschieht der Reihe nach und sieht in einem Diagramm so aus:

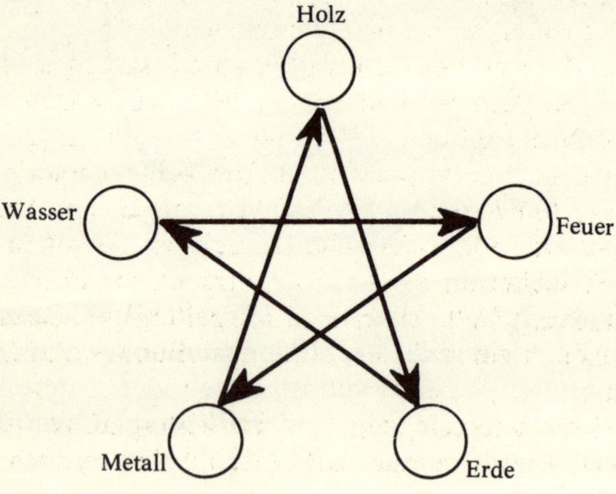

Durch diese Methode kann der Arzt eine Störung in einem Meridian beheben, indem er seine Nadeln auf ausgewählte Punkte eines andern Meridians ansetzt – nämlich auf die desjenigen, der den, der in Schwierigkeiten ist, überwältigen könnte. Wenn also das Holz des Patienten Schwierigkeiten macht, wirkt der Arzt auf die Akupunkturpunkte des Metalls ein, damit das Metall das Holz besiegt. Es gibt eine hübsche Gedächtnishilfe, die diese Beziehung darstellt:

Feuer besiegt Metall durch Schmelzen;
Metall besiegt Holz durch Schneiden;
Holz besiegt Erde durch Bedecken;
Erde besiegt Wasser durch Eindämmen;
Wasser besiegt Feuer durch Löschen.

Die zweite diagnostische Regel ist die Ehemann-Ehefrau-Regel. Hier versucht der Arzt zwischen den Pulsen am rechten und am linken Handgelenk eine Harmonie herzustellen. Die rechten Pulse sind die des Ehemanns, die linken die der Ehefrau. Gemeint ist, daß der Mann über die Frau herrscht, während die Frau die Beständigkeit in Person ist.

Wenn der Arzt bei der Pulsdiagnose feststellt, daß die Pulse auf dem rechten Handgelenk wesentlich stärker sind als die auf dem linken, wird er einige der passenden Punkte stechen, um den schwachen linken Puls zu tonisieren und zu stärken, auf daß im Hause wieder Harmonie herrsche, wobei der Ehemann natürlich weiterhin die Frau beherrscht, ihr aber doch die Freiheit läßt, ihren Einfluß geltend zu machen. Zugegeben ein nicht leicht herzustellendes Gleichgewicht . . .

Die dritte wichtige Regel ist das Mittag-Mitternacht-Gesetz. Dieses besagt, daß jeder ein bestimmtes Organ *repräsentierende* Puls zu bestimmten Tageszeiten stärker oder schwächer ist. Jeder hat während der vierundzwanzig Stunden zwei Stunden, wo er am stärksten ist. Er erreicht den Höhepunkt in der Mitte dieses Zweistundenabschnitts.

Im Diagramm sieht das Mittag-Mitternacht-Gesetz so aus:

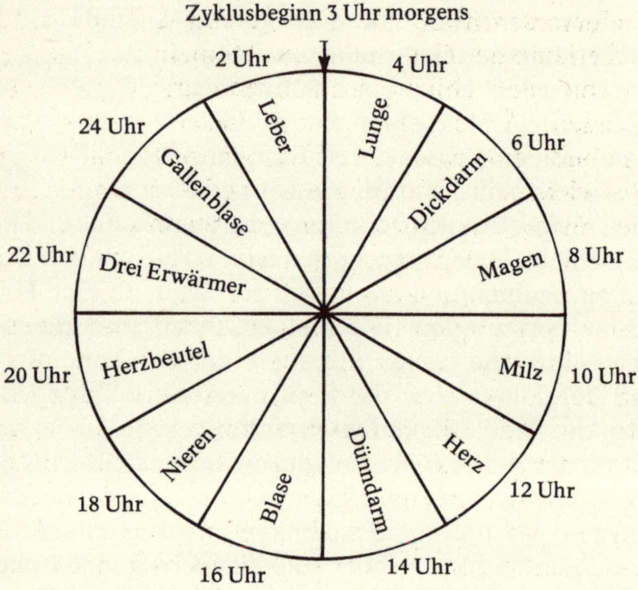

Bei der Pulsdiagnose muß der Arzt das Stärker- und Schwächerwerden der verschiedenen Pulse entsprechend der Tageszeit, zu der er den Patienten behandelt, berücksichtigen. Eigentlich sollte er den Puls nur dann ablesen, wenn jedes Organ seinen Höhepunkt hat. Das ist aber sehr unpraktisch, denn dann müßte er ja zum Beispiel den Patienten um vier Uhr früh in seine Praxis bestellen, um den Lungenpuls am exaktesten zu diagnostizieren. Statt dessen setzt der Arzt die Zeit in Relation zur momentan gemessenen Pulsqualität.

Neben diesen allgemeinen Gesetzen gibt es eine Menge Spezialgesetze, Anordnungen, Wegweiser und Sondervorschriften. Nur wenige von diesen wurden im Verlaufe der Geschichte der Medizin zu allen Zeiten von allen chinesischen Ärzten angewandt. Verschiedene Ärzte haben einige dieser zweitrangigen Methoden angewendet und schwören darauf, für andere wieder sind es zum großen Teil Ammenmärchen oder historische Kuriositäten. Auf jeden Fall sind sie hübsche Beispiele in der Art von «Wie viele Engel finden auf einer Nadelspitze Platz?»

Von einigen Organen wird angenommen, daß sie eine psychologische Beziehung zueinander haben. Wenn der Dünndarm nicht richtig funktioniert, dann muß der Arzt die Milz sedieren. Schon im Jahr 250 vor Christus behaupteten die Lehrbücher, es bestehe ein direkter Zusammenhang zwischen den Meridianen und bestimmten Körperzonen. Wenn eine Krankheit den Oberkörper in Mitleidenschaft zog, so wurde dem Arzt geraten, sich mit dem Dickdarmmeridian zu beschäftigen. Gegen Rückenschmerzen sollte der Blasenmeridian am besten helfen, und Krankheiten der unteren Körperhälfte heilte der Lebermeridian.

Einige Akupunkteure bevorzugen «entfernte» Punkte – solche, die von der Ursache der Störung weit abgelegen sind. Einige sehr wirksame Punkte befinden sich an den Händen und Füßen. So wird zum Beispiel Ho-ku (L1–4) in der Hautfalte zwischen Daumen und Zeigefinger als der wirksamste einzelne Punkt des ganzen Körpers betrachtet. Er wird gestochen bei der Behandlung von Kopfschmerzen, Zahnweh, verstopfter Nase und Halsweh. Zusammen mit anderen Punkten heilt er mehr Störungen als irgendein anderer Punkt.

Auch die Astrologie wird mit einbezogen. Es gibt Tabellen mit Punkten, der Behandlungszeit entsprechend aufgezeichnet und mit den astrologischen Symbolen der Patienten versehen.

Die Auswahl der zu benutzenden Punkte in bezug auf eine oder alle der obenerwähnten Vorschriften folgt einem starren Schema. Zum Beispiel gelten die die Meridiane verbindenden Punkte als sehr wirksam. Zustimmungspunkte haben eine direkte Beziehung zu speziellen Organen und können mit Erfolg benutzt werden, sobald die Diagnose ein bestimmtes Organ erfaßt hat. Es gibt Punkte der Tonisierung und Punkte der Sedierung, Punkte des Eintritts, Punkte des Ausgangs (erste und letzte Punkte eines jeden Meridians), Heroldspunkte sollen auf bestimmte Organe eine besondere Wirkung haben, indes ist ihr Einfluß von dem der Zustimmungspunkte verschieden. Einige sind sehr poetisch, zum Beispiel die Punkte der Vier Meere. Ein alter medizinischer Text erklärt es so: «Der Mensch hat vier Meere und zwölf Meridiane, die wie Flüsse ins Meer fließen.» Die vier Meere sind das Meer der Nahrung, das Meer des Blutes, das Meer der Energie und das Meer des Knochenmarks. Man sticht die Punkte, die diese Ströme kontrollieren, wenn die speziellen Funktionen, die sie beeinflussen, behandelt werden müssen. Regulierungspunkte werden bei chronischen Krankheiten gestochen. Sie werden betrachtet als «Öffnungen im Körper, wo das *Ch'i* und das Blut sich versammeln». Jeder Meridian hat auch Punkte, die als Quelle, Brunnen, Fluß, Strom und Ozean bezeichnet werden. Man nimmt an, daß sie die Wirkungen des Herauskommens, Dahinfließens, sich Ergießens, Hindurchströmens und Einmündens haben. Der Doktor wird sich an diese Eigenschaften erinnern, wenn er eine geringfügige, aber chronische Störung (Quelle oder Brunnen) behandelt und die nötigen Punkte auswählen. Desgleichen bei Krankheiten, die mit starken Mitteln behandelt werden müssen (wie Ozean). Je mehr man in der alten Literatur blättert, desto feiner werden die feinen Punkte. Warum ist alles so verwirrend? Muß es denn unbedingt so kompliziert sein? Wie viele der sich überschneidenden und einander oft widersprechenden Vorschriften müssen denn angewendet werden?

Der Grund ist einfach und leicht verständlich. Im alten China – drei- bis vierhundert vor Christus – waren die Hofärzte die reichsten und angesehensten Ärzte. Viele von ihnen praktizierten eine Art philosophischer Medizin, eher eine Art fortgesetztes Studium als einen gewöhnlichen Beruf. Sie waren die typischen Ewigen Studenten. Sie dachten über die theoretische Medizin nach und schrieben lange hochgescheite Arbeiten. Der Zweck war, den Gegenstand so kompliziert zu machen, daß jeder Wettbewerber abgeschreckt wurde. Die Prüfungen für den Posten des Hofarztes betrafen nur die Theorie. Kurioserweise wurden keine Fragen über die praktischen Aspekte der Medizin gestellt. Es war völlig unwichtig zu beweisen, daß man heilen konnte, wichtig war zu zeigen, wie gebildet man war, wie schnell man ein extrem technisches Thema kapierte, wie versiert man in esoterischen Belangen war und schlußendlich, wie sehr man das eigene Fachgebiet bereichert hatte – nicht in der Praxis, sondern natürlich nur rein theoretisch.

Da Überleben und Bereicherung das Ziel waren, wurde das Thema der Medizin immer komplizierter und immer esoterischer. Als Ergebnis stellten die Höflinge fremde Ärzte an, die angeblich unter der Leitung des Leibarztes des Königs arbeiteten.

In weniger hohen Kreisen – dem Alltagsleben der Medizin – hatten die Patienten einen klaren Beweis der Fähigkeiten eines Arztes vor Augen. Das Gesetz schrieb nämlich dem chinesischen Arzt vor, für jeden Patienten, der während seiner Behandlung gestorben war, eine brennende Laterne vor seine Haustüre zu hängen. Ärzte, deren Haustüren mit einer Auswahl von Lichtern geschmückt waren, waren offensichtlich nicht so begabt wie jene mit einem schwach beleuchteten Eingang. Nun ist aber das wirklich Erstaunliche an der ganzen Sache, daß die Hofärzte-Philosophen durch das Schreiben gebildeter esoterischer Artikel, in denen auch nicht die Spur praktischer Erfahrung enthalten war, wirklich und wahrhaftig Heilmethoden entdeckten, die halfen. Das geschah deshalb, weil die Ärzte niederen Standes, jene, die die weltliche Arbeit verrichteten und die Kranken heilten, eine solche Unzahl an Leuten zur Verfügung hatten, an denen sie diese Theorien ausprobieren konnten. Was funktionierte, wurde beibehalten. Was sich als barocke Phantasie oder komplizierte Philosophie ohne

Wirkung herausstellte, wurde verworfen. Und diese an Hunderten von Millionen Patienten über Jahrtausende hinweg praktizierte «Probieren wir es einmal – Wollen schauen, was dabei rauskommt»-Einstellung hat die Akupunktur zu dem gemacht, was sie heute ist.

Dies ist das Erbe, das Fundament, auf dem die Sexakupunktur beruht. Unsere besondere Anwendung ist neu, aber der Grundstock hat sich während der Jahrhunderte entwickelt.

9. *Verschiedene Fragen und Antworten*

Sex ist ein unerschöpfliches Thema. Wenn wir glaubten, alle Fragen beantwortet zu haben, wurden uns von Patienten und Freunden wieder und wieder neue gestellt. Einige dieser Fragen ließen sich ganz einfach in keinem Kapitel dieses Buches unterbringen, und wir wollen versuchen, sie hier zu beantworten. Die meisten beziehen sich direkt auf die Sexakupunktur; einige sind allgemeinerer Natur. Alle jedoch sind unserer Ansicht nach provozierend.

F: *Kann die Sexakupunktur sexuelle Besessenheit dämpfen?*
A: Akupunktur wirkt in zweierlei Beziehung auf den Organismus: Sie kann das System tonisieren (stimulieren) oder sedieren (dämpfen). Selbstverständlich überträgt sich etwas von dieser allgemeinen Wirkung auf den Geschlechtsapparat. Das führt aber nur in den seltensten Fällen zu sexuellen Exzessen. Ich würde es lieber so sagen: Die Akupunktur trimmt den Geschlechtsapparat fit.

F: *Verstärkt Marihuana wirklich die Intensität des sexuellen Erlebens oder scheint das dem Raucher bloß so?*
A: Das ist schwer zu sagen; einige meinen, daß es wirklich die Wollust verschärfe, andere hingegen be-

haupten, daß einem das nur so vorkomme, und zwar weil die Hemmungen abgebaut werden. Auch die medizinischen Autoritäten sind sich diesbezüglich nicht einig. Nach Dr. Jack H. Mendelsson, Professor für Psychiatrie an der medizinischen Fakultät Harvard und Leiter des Forschungszentrums für Alkohol- und Drogenmißbrauch im McLean Hospital in Belmont, Massachusetts, beeinflußt Marihuana selber die sexuellen Funktionen nicht. Die gegenteilige Behauptung beruhe auf Ideenassoziation, das heißt auf der Tatsache, daß Marihuana im allgemeinen in einem Milieu geraucht werde, wo sexuelles Vergnügen leichter zu finden sei. Dr. Mendelsson glaubt auch, daß ein sexuell überkandideltes Verhalten eher aus der erwartungsvollen Einstellung gegenüber dem Marihuana stammt als aus der Wirkung des Stoffs.

F: *Hat Sexakupunktur eine Wirkung auf die Sinne? Bewirkt sie, daß man in sexueller Beziehung «high» ist?*
A: Sexakupunktur wirkt nicht auf die Sinne. Sie kann das sexuelle Vergnügen verstärken, ohne positive oder negative Sinnesstörungen hervorzurufen.

F: *Ich bin von der transzendentalen Meditation tief berührt, und ich bin überzeugt, daß der Grund, warum ich mich so wohl fühle, der ist, daß ich voll an sie glaube. Gibt es ein Mysterium oder einen Glauben, der auch die Wirkung der Sexakupunktur verstärkt?*
A: Nein. Akupunktur ist ein rein physikalischer Vorgang, der kein Glaubenssystem benötigt. Vertrauen in den Arzt schadet bekanntlich nie, und es ist durchaus nicht auszuschließen, daß Akupunktur wie jedes

andere Medikament oder jede andere Behandlungsweise einfach hilft, weil der Patient daran glaubt. Sie mögen aber der Akupunktur so skeptisch gegenüberstehen, wie Sie wollen, Tatsache ist, daß sie erstaunliche Resultate erzielt.

F: *Kann Akupunktur auch bei Tieren angewendet werden? Meine Katze benimmt sich recht seltsam, wenn sie rollig ist.*
A: Die Akupunktur gewinnt unter den Veterinären auf der ganzen Welt immer mehr Anhänger. Sie wurde erfolgreich angewendet bei kleinen Haustieren und bei Rennpferden. Es gibt einige gute Tierbücher, die diese Technik erwähnen. Fragen Sie beim nächsten Besuch Ihren Tierarzt – aber seien Sie nicht enttäuscht, wenn er nicht begeistert ist – neue Ideen brauchen Zeit, um sich durchzusetzen.

F: *Kann Sexakupunktur bei der Geschlechtsbestimmung helfen?*
A: Nein.

F: *Ich möchte eine Reise nach Peru machen. Kann ich dort oder in einem andern fremden Land eine Akupunkturklinik finden?*
A: Akupunktur ist in Südamerika weniger bekannt als in China, Europa oder auch den Vereinigten Staaten. In Buenos Aires und in Caracas gibt es eine Akupunkturgesellschaft. Ansonsten gibt es diesbezüglich nichts von Bedeutung. Zweifellos wird aber in der Zukunft eine Änderung eintreten. Die Praxis der Akupunktur breitet sich langsam über die ganze Welt aus.

F: *Kann die Sexakupunktur einem Mann zu einem multiplen Orgasmus verhelfen?*
A: Der Mehrfachorgasmus wurde beim Mann noch nicht so genau studiert wie bei der Frau, und man weiß darüber eigentlich nichts Genaueres. Es scheint, daß die Frauen Zustände erreichen können, in denen ein Orgasmus in den andern übergeht, während die Lust des Mannes eher begrenzt ist. Auf jeden Fall bräuchte es zu einem multiplen Orgasmus Training. Akupunktur hilft da nichts.

F: *Ich habe von einer alten orientalischen Liebestechnik gehört, bei der der Mann nie ejakuliert. Können Sie mir das erklären? Kann ein Mann einen Orgasmus haben ohne Ejakulation?*
A: Es ist durchaus möglich, daß die Männer es durch Training zu einem Orgasmus ohne Ejakulation bringen, genau wie sie durch Training auch zu einem multiplen Orgasmus kommen dürften. Wie wir wissen, gibt es ja auch immer neben dem Orgasmus Vorlust, Wollusttropfen und dergleichen.

F: *Mein neuer Liebhaber sagt mir, daß die Stimulierung seiner Brustwarzen sein sexuelles Vergnügen erheblich verstärke. Das hat mir bis jetzt noch kein Mann gesagt. Kann die Sexakupunktur die Sensibilität in diesem Körperbereich erhöhen?*
A: Die Brustwarze ist bei Mann und Frau eine erogene Zone. Die Sexakupunktur dürfte hier völlig überflüssig sein.

F: *Mir ist aufgefallen, daß Sie bei den Antworten in diesem Buch kaum je das Wort* normal *verwendet ha-*

ben. Ist ein besonderer Grund für diese Auslassung vorhanden?

A: Auf dem Gebiet der Sexualität hat das Wort *normal* einen merkwürdigen Beiklang. Es tönt altmodisch, so als wäre es zwar respektabel, aber doch ein bißchen peinlich. Darüber hinaus ist der Begriff schlechthin den Leuten unheimlich. Zwar suchen die meisten Menschen in ihrem Leben nach Normalität als einem Stabilisierungsfaktor, aber im Bereich der Sexualität ist diese Ausgewogenheit schwer zu erreichen. Heutzutage wuchern ja die Verzerrungen geradezu – pornographische Filme, harte und weiche Pornos, die legendäre sexuelle Tüchtigkeit von Filmstars und Männern der Öffentlichkeit. Bücher, von jungen Leuten geschrieben, die solche Bücher vor ein paar Jahren noch gar nicht hätten lesen dürfen. Es ist nicht leicht, aus diesem Chaos verzerrter Sinnlichkeit sich das herauszuklauben, was echt ist, was gültig ist. Wir müssen uns alle selber Maßstäbe schaffen für das, was normal, und das, was nicht normal ist.

F: *Sie verwenden immer wieder die Ausdrücke «guter und befriedigender Sex». Was meinen Sie damit?*

A: Ich will damit nicht sagen, daß es einen allgemeingültigen Maßstab gibt. Ich meine damit einen Geschlechtsverkehr, der die Leute, die ihn ausüben, in der Regel zufriedenstellt und ihnen Spaß macht.

F: *Wie soll ich entscheiden, was mir in sexuellen Dingen ein Maximum an Befriedigung bringt?*

A: Eine kitzlige Frage. Es geht vor allem darum, daß man sich ein diesbezüglich ganz realistisches Ziel setzt und dann versucht, es zu erreichen. Der Haken bei dieser Sache ist, daß viele Leute Phantasiehöhen sexueller Leistungsfähigkeit und sexuellen Vergnügens erstreben. Sie haben da in den Büchern und Magazinen, die heutzutage publiziert werden, etwas von gipfelstürmender Liebe und höllischer Wollust gelesen, und das möchten sie jetzt auch haben. Der Irrtum liegt darin, daß sie Phantasie mit Wirklichkeit verwechseln. Auf der Suche nach dem ersten verfehlen sie das zweite und gehen in die Irre.

F: *Was ist denn falsch an der Phantasie?*
A: Nichts. Die Phantasie ist schön, solange man sie nicht mit der Wirklichkeit verwechselt. Man soll die Phantasie um ihrer selbst willen lieben, mit einer Reihe geistiger Bilder das sexuelle Vergnügen verstärken oder die faden Momente des Lebens verschönern. Aber sie ist nicht wirklich. Sobald Sie glauben, Sie könnten sie erreichen, fangen die Schwierigkeiten an.

F: *Soll das heißen, daß mein Geschlechtsleben zur Eintönigkeit verdammt ist?*
A: Nein. Ich meine etwas ganz anderes. Es gibt Zeiten, wo selbst der Gelassenste erfaßt wird von der verzehrenden Flamme der Leidenschaft («so ein verliebter Tor verpufft euch Sonne, Mond und alle Sterne zum Zeitvertreib dem Liebchen in die Luft»), wo er die Liebe erfährt, bei der man am Kronleuchter hin- und herschwingt, kurzum der Stoff, aus dem die Sonette gemacht sind. Was ich sagen möchte, ist, daß der sexuell gesunde Mensch die Liebe auf verschiedenen Ebenen genießen sollte. Sie dürfen nicht erwarten, daß gelegentliche Hochstimmungen ein Leben

lang andauern. Diesen Fehler machen viele, weil uns die Massenmedien ja in dieser Richtung drängen. Genießen Sie den sexuellen Alltag genauso wie die Feiertage.

F: *Sie scheinen etwas gegen die Pornographie zu haben.*
A: Nein, gar nicht. Ich bin bloß dagegen, daß man sie für mehr nimmt als sie ist – ein Toben der Phantasie und in der Regel erst noch der Phantasie eines andern. Da der Wirklichkeitsgrad sehr niedrig ist, harrt Ihrer die Frustration, wenn Sie glauben, daß Sie dergleichen in der Wirklichkeit erleben können.

F: *Es kommt mir in der Regel zu schnell. Kann eine Erektionshilfe die Dauer des Geschlechtsverkehrs verlängern?*
A: Dieser Apparat umschließt das Skrotum und die Penisbasis. Der Zweck ist zusätzliche Stimulation und Einschnürung, wodurch der Penis mit Blut überfüllt wird, was die Erektion verstärken soll.
Das Gerät ist nicht ungefährlich und ziemlich wirkungslos. Entweder ist es so eng, daß eine Blutüberfüllung eintritt, und dann ist es gefährlich, oder es ist zu weit, schadet dann nicht, hilft aber auch nicht. Die Experimentierfreudigen werden daran kaum Freude haben.

F: *Funktionieren eigentlich einige der chirurgischen Implantate?*
A: Meinen Sie, daß Sie dann eine Erektion bekommen? In einigen Fällen, bei einigen Operationen, unter gewissen Umständen, bis zu einem gewissen

Grade: Ja. Wenn eine körperliche Ursache Ihnen eine Erektion verunmöglicht, dann kann Ihnen mit einer solchen Operation geholfen werden. Wenn hingegen die Störung nicht direkt anatomisch bedingt ist, täten Sie besser daran, zuerst alle anderen Möglichkeiten auszuprobieren. Sie müssen zuerst sexuelle Beratung, Sexakupunktur, Meditation und Hypnose vergeblich versucht haben, bevor Sie zu einem so drastischen Mittel greifen.

F: *Sie haben mich neugierig gemacht. Wie gehen denn solche Operationen vor sich?*
A: Sie sind in der Regel für Männer und beinhalten das Einpflanzen irgendeiner Schiene in den Penis, wodurch dieser dauernd in einem halberigierten Zustand gehalten wird. Dies ermöglicht einen gewissen Grad von Geschlechtsverkehr, der besser als gar nichts sein mag.

F: *Erhöht die Sexakupunktur die Zahl der Orgasmen, die eine Frau haben kann, oder verstärkt sie lediglich das Lustgefühl?*
A: Das hängt ganz ab von der betreffenden Frau. Da die Sexakupunktur einer Frau nur behilflich sein kann, ihre sexuellen Möglichkeiten besser auszuleben, kann nicht vorausgesagt werden, in welcher Richtung die Entwicklung geht. Wenn die Behandlung wirkt, erhöht sie die allgemeine sexuelle Reaktionsfähigkeit. Wie genau hängt ab vom Körper und der sexuellen Struktur.

F: *Ich schlafe mit verschiedenen Männern und manchmal kommen an einem Wochenende alle aufs*

Mal. Ich werde dann immer wund, und manchmal habe ich gerade dann, wenn mein Favorit kommt, gar keine Lust mehr. Kann man etwas gegen das Wundsein tun?
A: Eigentlich sollte ein Geschlechtsverkehr kein Wundsein mit sich bringen. Vielleicht ist Ihre Vagina nicht feucht genug. Dauert das Vorspiel lang genug, damit die nötige Drüsensekretion eintritt? Sexakupunktur kann insofern helfen, als sie Ihre allgemeine sexuelle Reaktionsfähigkeit steigert, was wiederum den Körper zu rascherer Reaktion veranlassen wird, inklusive stärkeres Safteln.

F: *Wenn ich müde bin, sind meine Orgasmen ziemlich schwach, manchmal kaum zu spüren. Wenn ich frisch bin, sind sie sehr stark. Abgesehen von mehr Schlaf, den ich mir nicht leisten kann, was kann ich tun?*
A: Es gibt einige Punkte, die als sexuelles Tonikum wirken. Die Anwendung der Methode im Kapitel über Sexakupressur kann auch nichts schaden, aber mehr Schlaf ist immer noch das gescheiteste.

F: *Ich habe sehr viel Pro und Contra über die Wirkung des Alkohols auf den Geschlechtsverkehr gehört. Was ist Ihre Meinung?*
A: Das hängt ab von der Menge. Ein wenig Alkohol kann durchaus das sexuelle Vergnügen erhöhen, denn Alkohol ist ein langsam wirkendes Beruhigungsmittel. Mit andern Worten, einige Gläser Scotch wirken nicht gleichmäßig auf das Nervensystem, sondern zuerst werden die Hemmungen eingeschläfert. Daher wird man leicht beschwipst sich im allgemei-

nen etwas entspannter und sogar etwas kühner als gewöhnlich vorkommen. Der Sittenrichter im Gehirn, der, der immer Nein, Nein sagt, läßt sich erweichen und man erlaubt sich größere Freiheiten. Bis zu diesem Grad kann der Alkohol ein Kuppler sein. In größeren Mengen genossen wird der Alkohol der Wollust kaum mehr förderlich sein. Die beruhigende Wirkung ist jetzt stärker geworden, der ganze Körper, eingeschlossen die emotionelle und körperliche Reaktionsfähigkeit, macht schlapp, und das ist natürlich nicht lustig.

F: *Wie wirkt das bei Alkoholikern?*
A: In derselben Weise, bloß viel stärker. Alkoholiker leiden unter Perioden völliger Impotenz, entweder schon während der «Bierreise» oder dann später beim Katzenjammer. Es ist nicht möglich, so auf den Körper und das Gehirn einzudreschen, ohne daß sich Schlagwirkungen zeigen.
Wenn es vom medizinischen Standpunkt aus nicht kontraindiziert ist, so schadet ein gelegentliches Gläschen im geselligen Kreise gewiß niemandem. In größeren Mengen hingegen tötet Alkohol die körperliche und sinnliche Seite Ihrer sexuellen Aktivität ab.

F: *Braucht Sexakupunktur länger als die Sextherapie?*
A: Das kommt darauf an. Es gibt «Blitz»-Therapiesitzungen, die unter Marathonbedingungen durchgeführt werden, und wo der Erfolg von einem einzigen Wochenende erwartet wird. Manchmal klappt's. Andere Therapietechniken brauchen länger. Die Masters und Johnson-Methode erfordert ein bis zwei Wochen.

Andere Arten psychologischer Beratungen können sich bei zwei bis drei Sitzungen pro Woche über mehrere Monate bis Jahre hinziehen.
Die meisten der einfacheren sexuellen Störungen können durch die Sexakupunktur in zwei bis acht Wochen behandelt werden. Kompliziertere Krankheiten brauchen natürlich länger. Da sowohl Individuen als auch Umstände verschieden sind, gibt es keine Standardbehandlung. Seien Sie aber versichert, daß es sich nicht lange hinziehen wird.

F: *Kann die Sexakupunktur die Schmerzen bei der Geburt lindern?*
A: Die Akupunktur wurde in einer Anzahl bekannter Kliniken im ersten Stadium der Wehen angewendet, um die Krämpfe abzukürzen und die Schmerzen zu lindern. Verschiedene Mediziner wenden Akupunktur während des ganzen Geburtsvorganges an und benützen eigens zu diesem Zweck entwickelte Schlingen, Nadeln und Techniken. Akupunktur wurde auch bei Kaiserschnitten angewendet.

F: *Ich leide während der Periode unter Weißfluß. Kann Akupunktur oder Akupressur leichtere Infektionen wie Vaginitis und Cystitis heilen?*
A: Wie wir schon gesagt haben, bewährt sich die Akupunktur bei Infektionskrankheiten weniger gut als die moderneren Methoden. Bevor es die Antibiotika gab, wurden in China diese Krankheiten allerdings mit Akupunktur behandelt. Ein tüchtiger Gynäkologe kann Ihnen da aber besser helfen. Er wird Ihnen ein einfaches, rasch wirkendes Medikament verschreiben.

F: *Mein Penis tropft, und meine Unterwäsche wird beschmutzt. Könnte die Akupunktur helfen?*
A: Nein. Ihr Problem ist dem eben besprochenen ähnlich. Gehen Sie zu einem guten Urologen. Sie müssen nicht unbedingt eine Infektion haben, aber bei Ausflüssen sind pharmazeutische Substanzen wirksamer als Akupunktur.

F: *Wenn ich völlig erschöpft bin und mein Liebhaber Liebe machen möchte, kann dann eine rasche Akupunkturbehandlung meine Müdigkeit vertreiben?*
A: Das ist keine gute Idee. Da Sie körperlich müde sind, sind Sie vermutlich auch geistig müde. Ein kurzer Schlummer, und die Sache sieht ganz anders aus. Sie könnten sich aber auch mit Ihrem Partner arrangieren und versuchen, die Zeiten der Begierde zu koordinieren.

F: *Hilft die Akupunktur bei der Behandlung von Geschlechtskrankheiten?*
A: Ich wiederhole: Infektionskrankheiten sollten hierzulande nicht mit Akupunktur behandelt werden. Länder, wo die medizinischen Talente nicht sofort greifbar sind, haben eine Tradition der Behandlung der Geschlechtskrankheiten durch Akupunktur. Hier geht man am besten zum Arzt und läßt sich das entsprechende Medikament verschreiben. Wird Akupunktur angewendet, so wirkt sie durch das Hervorrufen einer immunologischen Reaktion im Blut, wodurch die Krankheit bekämpft wird.

F: *Ich leide sehr unter nervösen Spannungen; ich bin ein sehr nervöser Mensch. Können Akupunktur oder*

Akupressur diese Spannungen beseitigen? In sexuellen Situationen bin ich besonders nervös.
A: Es gibt einige spezifische Punkte, die die nervösen Spannungen und den Bluthochdruck dämpfen. Sie kennen einige davon schon und Sie können Sie benutzen, bevor Sie sich in diese hochspannungsgeladenen Situationen begeben.

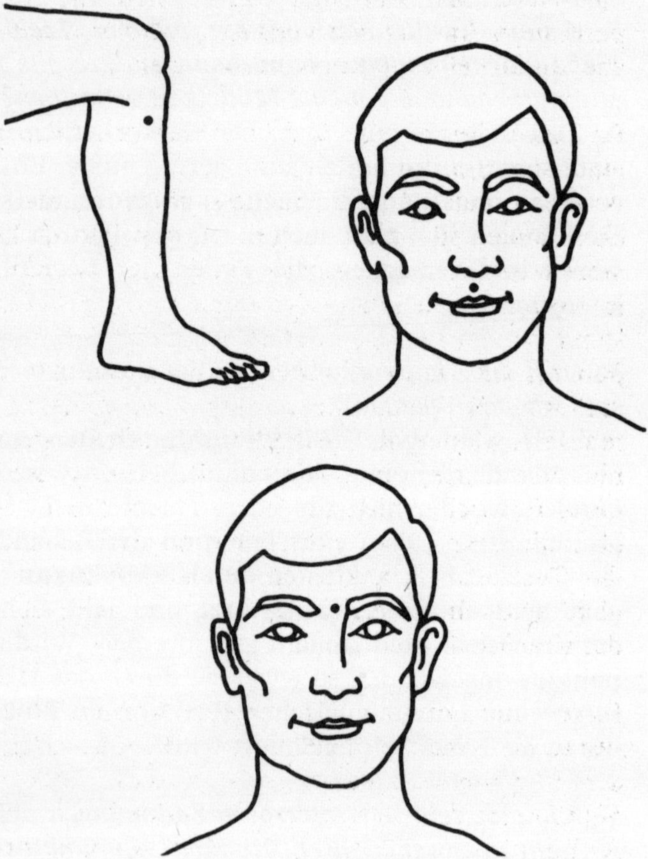

F: *Ich habe Herzbeschwerden und nehme Medikamente dagegen. Kann mir eine Akupunkturbehandlung schaden?*
A: Nein, ganz im Gegenteil. Der allgemeine Effekt der Akupunktur ist die Normalisierung der physiologischen Aktivität, und zusätzliche Akupunkturbehandlungen unterstützen die Herzfunktion. Sie müssen das Medikament weiter nehmen. Die Sexakupunkturpunkte können vermehrt werden durch solche, die die Herzfunktion unterstützen.

F: *Was ist Priapismus, und kann man mit Akupressur etwas dagegen tun?*
A: Priapismus ist eine Erektion, die zwei, drei Wochen dauert oder auch länger. Sie kann durch Leukämie oder perniziöse Anämie verursacht werden. Es ist trotz der scheinbaren Reize kein angenehmer Zustand, sondern für den Betroffenen eine Strafe. Akupunktur könnte hier helfen, da die Ärzte den Blutzufluß in die phallische Kammer kontrollieren und reduzieren könnten. Diese Blutsäule verleiht dem Penis seine Härte, genau wie eine Luftsäule einen Ballon aufschwellen läßt. Bis jetzt sind die Forschungen über diese Krankheit noch nicht abgeschlossen, und die Techniken wurden aus vielen Gründen noch nicht ausprobiert, nicht zuletzt wegen der Seltenheit der Krankheit.

F: *Ich habe einen nicht herabgestiegenen Hoden – nur einen – und ich bin dreißig. Das ärgert mich, und der Übername «Einer tiefer» amüsiert mich auch nicht. Kann die Akupunktur mir helfen?*
A: Ein nicht herabgestiegener Hoden – Kryptorchis-

mus – gehört zu den anatomischen Defekten, von denen wir gesprochen haben. Man weiß jedoch, daß das auf die sexuellen Funktionen keinerlei Einfluß hat. Nein, die Akupunktur kann den Hoden nicht dazu veranlassen, herunterzukommen. Sie werden mit diesem Zustand leben müssen, es sei denn, Sie würden sich aus ästhetischen Gründen zu einem chirurgischen Eingriff veranlaßt sehen.

F: *Mein Arzt hat mir gesagt, daß meine Frau wegen meiner geringen Spermienzahl kein Kind bekommen könne. Kann die Akupunktur meine Spermienproduktion erhöhen?*
A: Ja. Indem die Akupunktur den gesamten Geschlechtsapparat normalisiert, kann sie nicht nur die niedrige Spermienzahl erhöhen, sondern auch die Spermatorrhöe beheben, einen exzessiven Samenfluß. Dieser lecke Hahn hört dann auf zu tropfen. Bei Frauen kann die Akupunktur den Ovulationsvorgang normalisieren, das heißt, sie ist ein Mittel gegen die Sterilität.

F: *Kann ich die Akupunktur anstelle der Vasektomie zur Unterbindung des Samenflusses anwenden?*
A: Ganz bestimmt nicht. Wie oben gesagt, normalisiert die Akupunktur die Spermienproduktion und kann deshalb die Zahl nicht herabsetzen.

F: *Wie oft kann man eigentlich im Durchschnitt im Leben Geschlechtsverkehr haben? Kann man mit Hilfe der Akupunktur die Zahl erhöhen?*
A: Wilhelm Reich, der berühmte Psychoanalytiker und Freud-Schüler, hat einen Durchschnitt von 5000

Ejakulationen geschätzt. Diese Zahl basiert auf einem Mittel von zwei Orgasmen pro Woche in der Zeit von 15 bis 75 Jahren. Reich hat natürlich darauf hingewiesen, daß sie nicht gleichmäßig verteilt seien, sondern aufs Alter hin abnehmen. Modernere Forscher halten aber die Beschränkung der Zahl der Orgasmen besonders für den Mann für völlig lächerlich.

F: *Was ist ein Maxiorgasmus?*
A: Ja, wenn man das wüßte. Bei einer gesunden sexuellen Konstitution sollte jeder Orgasmus ein Maxiorgasmus sein.

F: *Kann die Sexakupunktur die Dauer einer Erektion verlängern?*
A: Nein, nicht direkt. Hingegen kann sie es *indirekt.* Indem sie den Geschlechtsapparat stimuliert, kann sie dazu beitragen, daß die Erektion lange genug aufrechterhalten wird, um beiden Partnern einen vollen sexuellen Genuß zu verschaffen.

F: *Kann die Akupunktur diese undeutliche, uns schwächende Angst vertreiben, die wir so oft in den wachen Stunden verspüren, und diese Halbschlaflosigkeit, die unsere Nächte stört? Kann die Akupunktur uns von diesem Streß erlösen?*
A: Diese Frage wurde schon beim Stichwort Nervöse Spannung und Bluthochdruck beantwortet. Ich glaube, was Sie wissen möchten, ist, ob Ihre Angst Ihre sexuelle Leistung beeinträchtigen könne, und ob die Sexakupunktur helfen könne. Die meisten Kliniken sind der Ansicht, daß 85 bis 95 Prozent der sexuellen Störungen psychologischen Ursprungs sind, und daß

bei der Mehrzahl dieser Schwierigkeiten Angst der zugrundeliegende Faktor ist. Bei schwacher oder unter der Norm liegender sexueller Leistungsfähigkeit kann in der Regel auf psychische Spannungen geschlossen werden. So mag zum Beispiel der Mann übersensibel auf die Erwartungen der Frau reagieren, fürchten, daß er versagt, und gerade deshalb versagen. Oder die Frau macht sich Gedanken, ob sie naiv oder raffiniert reagieren soll, und wie sie's macht ist es dann falsch, und so produziert sie im Voraus schon Ängste. In dieser Situation spielt das Gedächtnis eine wichtige Rolle, ebenfalls auch die schlechten elterlichen Ratschläge. Was immer auch der Grund ist, Sie können sicher sein, daß er kompliziert ist, und es braucht nicht nur Akupunktur, sondern auch andere, psychologische Hilfe. Hypnose und Psychodrama können zusammen mit der Sexakupunktur alle Arten von Ängsten, von milden bis mäßigen, beseitigen.
Über das Problem zu reden kann eine gewisse Hilfe bringen, obschon verschiedene Experten für Psychiatrie der Meinung sind, daß Reden die Sache bloß verschlimmert.
Einige Akupunkturpunkte sind berühmt dafür, daß sie Ruhe und Selbstsicherheit bewirken. Der Erfolg der Behandlung dürfte vom Patienten und von seinem Leiden abhängen.

F: *Hindert eigentlich die Sexakupunktur letztlich den Patienten nicht an einer echten Befriedigung? Wird er nicht immer mehr wollen, stärkere Sensationen, stärkere Befriedigung?*
A: Überhaupt nicht. Der Zweck der Behandlung ist, jedem zu einer natürlichen sexuellen Befriedigung zu

verhelfen. Grad und Intensität ist natürlich bei jedem Menschen verschieden. Es ist ungefähr, wie wenn man Zucker in den Kaffee gibt – so viele Löffel, daß das Getränk genau so süß wird, wie man es am liebsten hat. Dann hört man mit Nachsüßen auf.

Wenn Sie einmal eine Ebene sexueller Befriedigung erreicht haben, die Ihnen Vergnügen macht, so sind Sie damit so beschäftigt, daß Sie keine Zeit haben, ein Mißvergnügter zu sein.

F: *Gibt es einen Zeitpunkt, wo man zu alt ist, um die Wohltaten der Sexakupunktur zu genießen?*

A: Nein. Selbst ohne äußere Hilfe kann die menschliche Sexualität weit länger als wir ahnen sehr gut funktionieren. Einige Forscher schätzen, daß siebzig Prozent aller Siebzigjährigen noch potent sind. Es ist da nichts als logisch, anzunehmen, daß ein ebensogroßer Prozentsatz gleichaltriger Frauen sexuell noch völlig normal funktioniert.

Des weiteren haben einige Studien über die Sexualität älterer Menschen verblüffende Erkenntnisse gebracht: Es ist durchaus möglich, daß diese «Oldtimer» bis ans Ende ihres Lebens potent bleiben werden. Sie sehen keinen Grund, warum das Alter eine Frau oder einen Mann um den sexuellen Genuß bringen sollte. Kein schlechter Gedanke für die Zukunft, nicht wahr?

Schlußwort

Wenn Sie sich durch die vorangehenden Seiten hindurchgelesen und den Inhalt aufgenommen haben, haben Sie eine Belohnung verdient. Hier ist sie: Es geht Ihnen schon viel besser. Egal, welche Beschwerden Sie veranlaßt haben, dieses Buch zu kaufen, sie sind schon weniger gravierend, auch wenn Sie das noch nicht bemerkt haben.

Die kolossale Bedeutung, die unsere Welt dem Sex beimißt, macht ihn mehr als kompliziert. Das Ergebnis des Ansturms von Soziologen, Anthropologen, Gynäkologen, Psychoanalytikern, Psychotherapeuten, Sexualforschern, Schreibern und Abschreibern ist eine völlige Verwirrung des sexuell Gestörten und ein neuer Aberglaube. Die Welt glaubt jetzt nämlich, daß Sex etwas äußerst Kompliziertes, delikat Verwobenes, ausgeklügelt Ausbalanciertes und schrecklich Kompliziertes ist.

Das ist nicht wahr. Sex ist einfach. Sex ist natürlich. Sex ist normal. Nun, da die viktorianische Heuchelei endgültig passé ist, sehen wir, daß er etwas Schönes ist, und daß nur unsere Befürchtungen ihn zu einem Schreckgespenst gemacht haben.

Wir glauben allerdings auch, daß Mechanisierung und Kommerzialisierung des Sex via Bücher, Radio und Television ihm einen Bärendienst erwiesen haben. Sexualität ist nicht ausgerichtet auf die «ideale»

Situation, wo nur ein Touchdown (Rugby: Mit dem Ball hinter der gegnerischen oder eigenen Mallinie den Boden berühren) auf dem Spielfeld gilt.

Die Wahrheit ist ganz einfach die, daß man das sexuelle Vergnügen nicht produzieren kann. Man kann sich ihm nur hingeben. Und diese Hingabe macht den Unterschied aus zwischen glücklichem und unglücklichem Liebesleben.

Das sexuelle Erlebnis muß gemeinsam genossen werden. Man darf es nicht krampfhaft suchen, man muß es miteinander finden, und das Vergnügen wird sich dann von selber einstellen, besonders wenn nicht eine Verschmelzung beider Seelen, sondern eine Vereinigung der Körper das Ziel ist.

Es geht Ihnen besser, weil Sie wissen, daß Ihnen ein Arzt, der Sexakupunktur praktiziert, helfen kann, ganz einfach, indem er eine Methode anwendet, die während Jahrhunderten Millionen von Menschen geholfen hat. Und es geht Ihnen besser, weil Sie und Ihr Sexualpartner sich selber behandeln können – mit Akupressur.

Und zum guten Ende geht es Ihnen besser, weil Sie jetzt wissen, daß Sex nicht eben entdeckt oder erfunden wurde, und daß ihn das Hin- und Herpendeln sexueller Modetorheiten nicht aus dem Gleichgewicht bringen kann.

Sex ist eine Erfahrung, und das einzige, was Sie tun müssen ist, sie genießen.

Nach anfänglichem Zögern hat der Verlag den folgenden Anhang mit all seinen Teilen aus der amerikanischen Originalausgabe übernommen. Die Arbeiten sind in den USA als fachwissenschaftliche Beiträge erschienen. Auch wenn der Laie auf dem Gebiet der Akupunktur daraus wenig Nutzen ziehen kann, so vermitteln sie doch auch ihm eine Ahnung der großartigen Konzeption, auf der die Akupunktur beruht.

Für den Akupunkteur sind die Beiträge wichtige Hinweise. Sie geben zugleich einen Begriff davon, wie die internationalen Akupunktur-Ärzte ihre Arbeit sehen.

Der Verlag

Anhang A

Behandlung funktioneller Impotenz durch Akupunktur

Abgedruckt mit Genehmigung des *American Journal of Acupuncture*, Band 3, März 1975.

M. I. Sergeev

In den meisten Fällen sexueller Störungen bei Männern ist Neurasthenie eines der Symptome, und bei vielen Patienten manifestiert sie sich als sexuelle Störung schlechthin, als unzureichende Erektion oder vorzeitige Ejakulation.
In unserem Bericht legen wir die Ergebnisse der Behandlung von neurasthenischen Patienten, die unter Impotenz litten, vor. Wir untersuchten 56 Patienten im Alter von 20 bis 45 Jahren, die ein bis fünf Jahre und länger krank gewesen waren. Alle Patienten wurden von einem Urologen, einem Venerologen und einem Neuropathologen untersucht. Es wurden keine Spuren organischer Krankheiten im Sexualbereich entdeckt. Alle Patienten erhielten Anregungsmittel. Diese Behandlung zeigte bei einigen zeitweilig einen geringen Erfolg, während sie bei andern erfolglos blieb.
Bei Patienten mit einer unzureichenden Erektion bei normaler Ejakulation stimulieren wir die Punkte Ho-ku (LI–4), Shen Men (H–7), Yin pao (Liv–9) und andere. Bei Patienten, die bei einer normalen Erektion an Ejakulatio praecox leiden, sedieren wir die Punkte Wu-li (L–10), Nei-kuan (P–6), Yin lien (Liv–11), Heng-ku (K–11) und andere.
Bei Patienten, die sowohl an unzureichender Erektion als auch an Ejakulatio praecox leiden, wenden wir eine Kom-

bination von Sedieren und Tonisieren an. Eine Behandlung umfaßt 10 bis 12 Sitzungen. Insgesamt werden in Abständen von zwei bis drei Wochen zwei bis drei Kuren durchgeführt. Nach zweimonatiger Behandlung darf der Patient wieder ein normales Geschlechtsleben führen, und es wird ihm eine regelmäßige Lebensweise empfohlen.
Als Resultat der Behandlung zeigte sich bei 37 der 56 Patienten mit neurotischer Impotenz eine bedeutsame Besserung, sowohl in bezug auf die das Sexuelle betreffenden Symptome als auch in der Sphäre der Emotionen und des Willens. Die Patienten waren fähig, Angst und Furcht vor dem Koitus zu überwinden. Sie wurden ruhiger und hatten Vertrauen auf ein Gelingen der bevorstehenden sexuellen Begegnung. Die Behandlung hatte auch eine allgemeine Beruhigung zur Folge, was sich in gesundem Schlaf, verbesserter Laune und einer gewissen Fröhlichkeit zeigte. Eine zwei Jahre später durchgeführte Untersuchung zeigte auch, daß die Wirkung andauerte. Die Patienten führten ein normales Geschlechtsleben (zwei bis drei Mal pro Woche) mit kräftiger und anhaltender Erektion, und sie betrachteten sich als völlig gesund.
Bei zwölf der Patienten zeigten sich dieselben Besserungen, aber etwas weniger sexuelle Aktivität (ein bis zwei Mal pro Woche), und bloß sieben Patienten zeigten keine Besserung, was sich aber durch die Dauer der Krankheit (5 Jahre und mehr) erklärte, durch exzessiven Konsum von Alkohol, durch Unregelmäßigkeit der Behandlung oder der Lebensweise.
Aufgrund der obigen Erfahrungen können wir die Akupunktur bei funktioneller Impotenz als wirksame Behandlungsweise empfehlen.

Anhang B

Klinisch-laboratorische Beobachtungen bei der Akupunkturbehandlung sexueller Störungen bei Männern

Erschienen in *Urologiia,* Januar 1961.

Prof. I. M. Porudominsky, und V. D. Kochetov.

Urologische Abteilung (Leiter: Prof. I. M. Porudominsky) des zentralen dermatologisch-venerologischen Institutes des Ministeriums für öffentliche Gesundheitspflege der Union der Sozialistischen Sowjetrepubliken und des Laboratoriums für Reflextherapien (wissenschaftlicher Leiter: Prof. G. N. Kassil) AMS UdSSR.

Vor einigen tausend Jahren entstand aus der traditionellen chinesischen Volksmedizin eine neue Behandlungsmethode – Akupunktur und Kauterisation (Chzhen-tszju-Therapie). Zum gegenwärtigen Zeitpunkt wird die Akupunktur in mehr als 30 Ländern angewendet. Außer in China wird sie praktiziert in Japan, Frankreich, Deutschland, Australien, Italien, Rumänien und in andern Ländern. Periodisch werden von der Internationalen Akupunkturgesellschaft Kongresse einberufen.

In der Sowjetunion wird die Akupunktur seit 1957 praktiziert. Abgesehen von der praktischen Anwendung wird diese Behandlungsweise intensiv theoretisch studiert. Die gesammelten Erfahrungen zeigen, daß sich die Chzhen-tszju-Therapie bei der Beseitigung von Schmerzen, bei der Behandlung von Allergien und Gefäßkrankheiten und auch bei funktionellen Störungen des Nervensystems anwenden läßt.

In Anbetracht dieser Tatsache hielten wir es für angebracht, die Akupunkturmethode bei Patienten, die an Impotenz litten, anzuwenden. Es ist bekannt, daß bei der Störung sexueller Funktionen krankhafte Veränderungen der zentralen oder peripheren Teile des Reflexnervenstrangs, der die normale sexuelle Funktion sichert, einen großen Einfluß haben. Wo immer im Nervensystem ein derartiger pathologischer Zustand auftritt, bleibt er nicht isoliert. Daraus folgt, daß bei jeder Form sexueller Störung mit der Unterbrechung verschiedener anatomisch-physiologischer Mechanismen ein verschieden starker Grad von Verschlimmerung der Krankheit verbunden ist. Im Zusammenhang damit gibt es verschiedene Behandlungsmethoden sowie auch Hinweise für die in jedem speziellen Fall angezeigte Behandlungsmethode oder ihre Kombination.

Behandlungsmethoden

Die chinesischen Punkte, die bei der Behandlung der Impotenz benützt werden, können eingeteilt werden in segmentale, die sich in den von jenen Segmenten des Rückenmarks innervierten Zonen befinden, in denen die sexuellen Zentren des Rückenmarks liegen, und in allgemeine, außerhalb dieser Segmente liegende.

Bei der kortikalen Impotenz (nach der Klassifikation von I. M. Porudominsky) wurden im Verlaufe der Behandlung 3 bis 4 allgemeine Punkte und 1 bis 2 segmentale benutzt, bei der spinalen 3 bis 4 segmentale und 1 bis 2 allgemeine. Die Kur bestand aus 10 bis 14 Sitzungen. Im gesamten wurden zwei bis vier Kuren durchgeführt. Die Intervalle betrugen eine Woche bis mehrere Monate. Unter den allgemeinen Punkten befanden sich die chinesischen Punkte im Kopf und in den Armen (baj-xuej, in-tan, xe-gu, shou-san-li, vaj-guen, nej-guen). Unter den segmentalen Punkten in der Sakral-Gegend unterm Magen und an den Beinen (tszu-san-li, in-ljan, in-lin-tsjuan, san-ni-tszjao, min-men, chizh-shi, jan-guan, ba-ljao, ga-xe und andre.)

Von den 46 untersuchten Patienten litten 25 an kortikaler

Impotenz und 21 an spinaler. Von den an kortikaler Impotenz leidenden waren 15 zwischen 20 und 30 Jahren, 9 zwischen 31 und 40, einer über 40. 10 waren verheiratet, 14 ledig, einer war geschieden. Von den 25 Patienten mit kortikaler Impotenz litten zehn an Inhibition der erektilen Funktion, vier hatten überhaupt kein Sexualleben. Sechs weitere hatten vor Beginn der Krankheit während zwei bis sieben Jahren sehr selten Geschlechtsverkehr gehabt. Bei allen zehn war die Erektion unzureichend, und bei den vieren, die früher auch keinen Geschlechtsverkehr gehabt hatten, fehlten auch die spontanen Erektionen (beim Erwachen, beim Träumen etc).

Die Ergebnisse der psychoneurologischen Untersuchung von an Impotenz leidenden Patienten sind in der Tabelle 1 dargestellt.

Tabelle 1 **Kortikale Impotenz**

Art der Krankheit	Mit gestörter erektiler Funktion	Mit beschleunigter Ejakulationsfunktion	Gesamtzahl
Hypersthenische Form der Neurasthenie	–	12	12
Hyposthenische Form der Neurasthenie	5	1	6
Psychasthenische Neurose	1	2	3
Psychoneurologischer Status ohne Pathologie	4	–	4
	10	15	25

Bei sechs Patienten wurde eine hyposthenische Form der Neurasthenie diagnostiziert, die sich klinisch zeigte durch allgemeine Asthenie, mit allgemeiner Schwäche, zunehmender Erschöpfung, Neigung leicht zu ermüden, Behinderung des Cortex. Bei fünf von ihnen, die unter Störung der erektilen Funktion gelitten hatten, traten Erektionen bei schwachen sexuellen Reizen auf (z. B. weibliche Toilettengegenstände, Kleider, ein Brief einer geliebten Frau, Erinnerungen an sie etc.), während direkter intimer Kontakt mit ihr, der für den normalen Mann der stärkste aller Reize ist, die erektile Funktion beeinträchtigte. Bei 15 andern, an kortikaler Impotenz leidenden Patienten, wurde eine verstärkte beschleunigte Ejakulationsfunktion festgestellt. In dieser Gruppe beobachteten wir rasche, schwache Erektionen ohne Grund und vorzeitige Ejakulationen.

Sieben litten unter pathologischer Spermatorrhöe (5 bei Nacht, 2 tagsüber), und von den 15 Patienten zeigte sich bei 12 eine hypersthenische Form der Neurasthenie. Diese manifestierte sich in funktioneller Veränderlichkeit des erregten Gewebes, Unstetigkeit, Ungeduld, Schlafstörungen, allgemeiner Verschlimmerung der Vierhügelregion (gemeint sind die vier Erhebungen unterhalb der großen Gehirn-Hemisphären) und Hautreflexen. Von den drei an psychasthenischer Neurose leidenden Patienten zeigte sich bei zweien die Störung der Sexualfunktion in beschleunigter Ejakulation. Und bei einem war zusätzlich noch die erektile Funktion gestört. Der psychasthenische Charakter dieser Patienten manifestierte sich durch extreme Empfindlichkeit, Scheuheit, Schüchternheit, Unentschlossenheit und einer Neigung zu sinnlosem Grübeln.

Bei 21 an kortikaler Impotenz leidenden Patienten stellten wir eine Störung im vegetativen Nervensystem fest: ungleichmäßiger arterieller Druck und Puls, unangenehme Empfindungen in der Herzgegend, Anfälle von Tachykardie, Akrocyanose, Hyperhidrose. Es fielen uns beim Studium dosierter Demographismen des Augen-Herz-Reflexes ausgeprägte und unangemessene Reaktionen auf. Hingegen bemerkten wir keine organischen Veränderungen des Zentralnervensystems bei diesen Patienten.

Spinale Impotenz wurde bei 21 Patienten festgestellt. Sie zerfielen in folgende Altersgruppen: 3 unter 30 Jahren, 8 zwischen 31 und 40 Jahren, 6 zwischen 41 und 50, vier älter als 50. 15 waren verheiratet, vier waren ledig, zwei waren wegen der erwähnten Krankheit geschieden. Bei acht Patienten war die spinale Impotenz von funktioneller Erschöpfung des erektilen Zentrums begleitet bei normaler Funktion des ejakulativen Zentrums. Sowohl die spontanen als auch die adequaten Erektionen dieser Patienten waren unzureichend, und sie übten deshalb den Geschlechtsakt nur selten aus. Bei vier Patienten war die spinale Impotenz charakterisiert durch eine Zunahme der Erregungsfähigkeit beider Zentren – des Erektions- und des Ejakulationszentrums. Klinisch zeigte sich das als fast normale, aber häufig und schnell auftretende Erektion, der sogleich die Ejakulation folgte, manchmal noch vor Beginn des Geschlechtsakts. Eine zunehmende Erregungsfähigkeit des Ejakulationszentrums mit gleichzeitiger funktioneller Erschöpfung des erektilen Zentrums, klinisch manifestiert durch schnelle Ejakulation bei unvollständiger Erektion, wurde bei 9 Patienten beobachtet. Bei fünf der dreizehn in den beiden Gruppen, die an spinaler Impotenz litten, zeigte sich die Zunahme der Erregung der ejakulativen Funktion klinisch auch durch pathologische Spermatorrhöe.

Charakteristisch für die an spinaler Impotenz leidenden Patienten war, daß die Anamnese ausgesprochene sexuelle Exzesse ergab (bei 11 Patienten), unterbrochene und verlängerte Geschlechtsakte (bei 5 Patienten), ungenügende sexuelle Erregung, verbunden mit langandauernder Erektion (bei zwei Patienten), konstante Masturbation seit der frühesten Kindheit (bei drei Patienten).

Alle 46 mit Akupunktur behandelten Patienten wurden urologisch untersucht.

Bei 7 Patienten wurde eine Prostatitis festgestellt, bei dreien Cystitis repididymitis. Diese Infektionskrankheiten waren jedoch nicht die Ursache der Impotenz, sondern Begleitkrankheiten der Sexualorgane und wurden gleichzeitig medikamentös behandelt.

In Tabelle 2 sind die Patienten nach ihren verschiedenen sexuellen Störungen aufgeteilt und die Behandlungsergebnisse sind aufgezeichnet.

Bemerkung: Der Ausdruck «bedeutsame Verbesserung» bedeutet eine Normalisierung aller Komponenten des Geschlechtsaktes, wodurch ein normales Geschlechtsleben

Tabelle 2 **Behandlungsergebnisse**

Art der Impotenz	Zahl der Patienten	bedeutsame Verbesserung	Verbesserung	Zustand unverändert	Behandlung wird fortgesetzt
Kortikal					
mit Störung der erektilen Funktion	10	2	4	4	–
mit Überreizung der ejakulativen Funktion	15	2	12	1	–
Spinal					
mit erhöhter Reizbarkeit beider spinaler Zentren	4	–	4	–	–
Mit pathologischer Verstärkung des ejakulativen spinalen Zentrums und Schwächung des erektilen Zentrums	9	3	5	1	–
mit funktioneller Erschöpfung des erektilen Zentrums	8	–	2	3	3
insgesamt	46	7	27	9	3

möglich wird. In der Rubrik «Verbesserung» sind jene Patienten aufgeführt, denen durch die Akupunktur zuteil wurde:

1. Eine Normalisierung einer der Komponenten des Geschlechtsaktes. Zum Beispiel: bei einem an kortikaler Impotenz leidenden Patienten, bei dem die ejakulative Funktion pathologisch überreizt war, wurde diese letztere normalisiert. Die Erektion blieb allerdings unzureichend wie vorher.

2. Eine zeitweilige Normalisierung aller Komponenten des Geschlechtsakts mit einzelnen Rückschlägen – «Frustrationen» – die in der Folge auftraten.

Bei 20 der 25 an kortikaler Impotenz leidenden Patienten zeigte sich eine Besserung. Bei 14 von 15 an kortikaler Impotenz mit pathologischer Erregbarkeit der Ejakulationsfunktion leidenden Patienten wurde eine Besserung festgestellt. Bei sieben von ihnen hörte die pathologische Spermatorrhöe auf. Jedoch gelang es nur drei Patienten, den sexuellen Akt zu verlängern. Bei den restlichen vier blieb es bei der vorzeitigen Samenentleerung, die manchmal schon *ante portas* stattfand. Von den übrigen acht Patienten, die an kortikaler Impotenz mit pathologischer Zunahme der Erregbarkeit der Ejakulationsfunktion litten, trat eine Besserung ein, sobald die Spermatorrhöe aufhörte. Bei den an kortikaler Impotenz mit pathologischer Verstärkung der Erregbarkeit der Ejakulationsfähigkeit Leidenden fand bei sechs von 10 eine Besserung statt. Drei der Patienten begannen mit ihrem Sexualleben eigentlich erst nach Anwendung der Akupunktur. Bei den restlichen drei wurde die Erektionsfunktion nach einer unterschiedlich langen Unterbrechung des Geschlechtsverkehrs wiederhergestellt. Jedoch beklagten sich fünf von ihnen, daß ihre Erektion nicht kräftig genug sei.

Bei 14 der 21 an spinaler Impotenz leidenden Patienten wurde eine Besserung erzielt. In vier Fällen wurde eine pathologische Verstärkung beider spinaler sexueller Zentren

– des erektilen und des ejakulativen – festgestellt. In acht Fällen fanden wir nur eine Verstärkung des ejakulativen Zentrums.

Bei allen 21 Patienten ließ sich eine deutliche Verlängerung des Sexualaktes feststellen. Bei fünf hörte zugleich die pathologische Spermatorrhöe auf. Bei den andern vier Patienten mit Verstärkung der Erregbarkeit der erektilen Funktion normalisierte sich diese. Von den übrigen acht Patienten mit funktioneller Erschöpfung des spinalen Zentrums fand eine Besserung nur bei zwei statt, die drei Akupunkturbehandlungen bekommen hatten. Während der ersten beiden Kuren wurden die Punkte sediert, in der dritten wurden sie stimuliert.

Es ist notierenswert, daß sich die Behandlungsresultate entsprechend dem Ausmaß der Akupunkturbehandlung besserten. Mit zunehmender Anwendung steigert sich die Wirksamkeit der Akupunktur.

Zur Illustration zwei Fälle:

Fall 1: Patient M., 28 Jahre alt, ledig. Er kam ins Behandlungszentrum und beschwerte sich über tägliche Spermatorrhöe, Ejakulationen vor dem Geschlechtsakt, schwache, nicht lange dauernde Erektionen. Er versuchte mehrmals den Geschlechtsverkehr auszuüben, was ihm aber wegen der zu raschen Ejakulation (ante portas) und einer ungenügenden Erektion nicht gelang.

Als Knabe näßte er bis zum Alter von 14 Jahren zwei bis drei Mal pro Woche das Bett. Er raucht nicht, trinkt nur selten Alkohol. Seit dem Alter von 20 Jahren leidet er unter nächtlicher Spermatorrhöe, die bis zu seinem 25. Jahr von erotischen Träumen begleitet war, in den letzten drei Jahren aber auch ohne Träume stattfindet. Die Spermatorrhöe tagsüber begann im Alter von 25 Jahren. Im ersten Jahr gingen dieser erotische Phantasien voraus. Dann stellten sich die Ejakulationen schon ein, wenn der Patient bloß daran dachte und die Wiederholung fürchtete. Während der letzten sechs Jahre wurde er erfolglos mit verschiedenen medizinischen Präparaten und mit Physiotherapie behandelt. Im neurologischen Status wurde eine ausgeprägte hypersthenische Form der Neurasthenie festgestellt. In den inneren Organen und dem urogenitalen System wurden keine Abweichungen festgestellt.

Diagnose: Kortikale Impotenz mit pathologischer Zunahme der Erregbarkeit der Ejakulationsfunktion aufgrund einer hypersthenischen Form der Neurasthenie. Sekundäre funktionelle Erschöpfung des spinalen Erektionszentrums.

Nach zwei Akupunkturkuren jeden zweiten Tag mit Sitzungen von 20 bis 50 oder 60 Minuten (Sedierung der Akupunkturpunkte) verschwand die Spermatorrhöe tagsüber. Die nächtliche reduzierte sich auf 2 Mal in zehn Tagen und war begleitet von erotischen Träumen. Die erreichte Verbesserung war aber nicht stabil. Bei der vierten Behandlung während der dritten Kur begann beim Betrachten eines Films erotischen Inhalts die Tagesspermatorrhöe wieder. Nach der vierten Kur jedoch hörte die pathologische Spermatorrhöe auf. Spontane Erektionen traten am Morgen und etwas seltener auch am Nachmittag auf. Nach fünf Akupunkturkuren gelang es dem Patienten, mit zureichender Erektion einen Geschlechtsakt auszuüben.

So führte also die Akupunktur zum Verschwinden der Spermatorrhöe und ermöglichte nach neunjährigem Leiden die Ausübung des Geschlechtsaktes.

Fall 2: Patient S., 31 Jahre alt, ledig, kam ins Behandlungszentrum und beschwerte sich über häufige Erektionen und vorzeitige Ejakulationen vor Beginn des Geschlechtsakts. Wohnverhältnisse, Lebensumstände und Ernährung waren in Ordnung. Erbfaktoren waren normal. Er hatte Typhus und Malaria gehabt. Seit dem Alter von 14 Jahren raucht er täglich 10 Zigaretten. Er trinkt nur selten Alkohol und dann wenig. Masturbation im Alter von 10 bis 22 Jahren ein bis zwei Mal pro Tag, dann einmal pro Monat bis zum gegenwärtigen Alter. Mit 17 begann ihm aufzufallen, daß die Masturbation immer schneller vonstatten ging. Es kam schon zu einer Ejakulation, wenn er bei einer Erektion die *glans penis* drei bis fünf Mal leise rieb. Im Alter von 23 Jahren bis zur Zeit, wo er zu uns in Behandlung kam, fand diese Ejakulation mehrmals täglich statt. Da die Ejakulation sich immer vor dem Geschlechtsakt einstellte, hatten in den letzten vierzehn Jahren alle Versuche, einen solchen auszuüben, zu nichts geführt. Seit dem Jahr 1953 war der Patient ununterbrochen und erfolglos mit Psychologie, Hormonen, Vitaminen, Anticholinesterase und anderen Präparaten behandelt worden. Die inneren Organe und das urogenitale System waren unverändert. Im neurologischen Status – Neurasthenie (hypersthenische Form).

Diagnose: Spinale Impotenz mit pathologischer Zunahme der Erregbarkeit beider Zentren, ausgeprägter im Ejakulationszentrum.

Neurasthenie. Zwei Monate nach Beendigung von zwei Kursen sedativer Akupunkturtherapiesitzungen, die zwischen 20 und 60 Minuten dauerten, heiratete der Patient. Er führt ein normales Sexualleben. Er hat regelmäßigen Geschlechtsverkehr. Erektion und Dauer ausreichend.

Neben der Sammlung von Informationen über die Anwendung der Chzhen-tszju-Therapie und der Bewertung ihrer Wirksamkeit bei der Behandlung der Impotenz ist die Beweisführung des Einflusses der Akupunktur auf die Struktur der Krankheit eines der wichtigsten Probleme.

Man glaubt heute, daß Akupunktur eine Reflexbehandlungsmethode ist, die durch Beeinflussung des Nervensystems eine Heilwirkung hat. Die Reaktionen des Organismus auf die Akupunktur können eingeteilt werden in lokale (die um die Nadel herum entstehen als Reaktion auf die Irritation verschiedener Rezeptoren), segmentale (hervorgerufen durch den spinalen metamerischen Apparat) und allgemeine (die aus der Reaktion der spino-thalamofrontalen Nervenbahnen mit dem Zerebrum entstehen). Hiervon ausgehend können wir versuchen, die Mechanismen des positiven Einflusses der Chzhen-tszju-Therapie zu analysieren.

Es lassen sich fünf mögliche Wege der Einwirkung aufzeichnen: an den oberen Abschnitten des Zerebrums, an den spinalen Zentren, an peripheren Nervenleitungen, am vegetativen Nervensystem und schlußendlich an den innersekretorischen Drüsen.

Zum Zwecke der Abklärung des Einflusses der Akupunktur auf die oberen Abschnitte des Zerebrums wurden vermittels des Biopotentials des Gehirns (Elektroenzephalogramm) und durch optische Chronaxie (erforderliche Mindestzeit für die elektrische Erregbarkeit eines organischen Gebildes) Untersuchungen angestellt. Obschon nach den Messungen des Elektroenzephalogramms die elektrische Aktivität des Gehirns der meisten an Impotenz leidenden Patienten, die untersucht wurden, innerhalb der Norm blieb, wurde gegen das Ende der Kuren auf dem Enzephalogramm eine Neigung in Richtung auf eine Zunahme der Synchronisation des a-Rhythmus beobachtet. Die Amplitüde des Hintergrundrhythmus nahm etwas zu und die Kurve erreichte einen mehr mono-rhythmischen Charakter. Diese Ergebnisse weisen wie die Resultate, die man bei andern pathologischen Zuständen gefunden hat, auf eine Senkung des Aktivitätsgrades der Teile der grauen Substanz, die bewirkt werden durch ein Nachlassen der Aktivität der retikulären Struktur der oberen Teile des Gehirnstamms. Wie oben gezeigt, ist eine starke Störung der vegetativen Funktionen bei Patienten, die an Impotenz leiden, festzustellen. Das Laboratorium für Reflextherapie besitzt eine Unzahl Versuchtsergebnisse, die den normalisierenden Einfluß der Akupunktur auf die vegetativen Funktionen des Nervensystems beweisen.

Plethysmographische und kapillariskopische Untersuchungen wurden an unseren Patienten ausgeführt. Es zeigte sich, daß beim Eindringen der Nadeln im Moment des Auftretens einer spezifischen Empfindung eine Gefäßver-

engung stattfindet. Diese normalisiert sich wieder, wird aber im weiteren von einer Gefäßerweiterung gefolgt.
Eine Untersuchung der Kapillargefäße des Fingernagelbetts zeigte unter dem Einfluß der Akupunktur eine Veränderung der Zahl, Länge und Breite der aktiv funktionierenden Gefäße. Waren sie anfänglich eng, so wurden sie nachher in der Regel weiter, und wenn sie weit waren, so trat die umgekehrte Reaktion ein.
Pathologische Veränderungen gewisser endokriner Drüsen können zweifellos zu Impotenz führen. Im Laboratorium für Reflextherapie (V. S. Mal'tsina, N. I. Ilina, S. V. Ugoleva) wurde gezeigt, daß bei 70 bis 75 Prozent der Patienten unter dem Einfluß der Akupunktur die Zahl der Steroidhormone (17–oxicorticosteroide) im Urin zunahm. Es ändert sich auch die Zusammensetzung der *adrenalinähnlichen* Substanzen im Blut und die Zahl der zirkulierenden eosinophilen Zellen nimmt ab (nach der Behandlung).
Diese Ergebnisse wurden bei an Impotenz leidenden Patienten erhärtet. An zwölf Patienten wurden sechsunddreißig Eosinophiluntersuchungen durchgeführt. Bei 9 von 12 Patienten sank nach der Behandlung die Zahl der eosinophilen Zellen um 63 bis 85 Prozent. Wir haben Gründe anzunehmen, daß neben der Stimulierung der *endogenen adrenocortiotropen* Hormone (ACTH) auch andere Veränderungen stattfinden. Dazu gehören Aktivierung der grauen Substanz und der zerebralen Strata, verstärkte Aktivität der Nebenniere, Anstieg der Sekretion der gonadotropen Hormone und Stimulierung der Hormone der Geschlechtsdrüsen.
Eine Untersuchung der Ergebnisse der optischen Chronaxie – folgend auf die Akupunkturbehandlung – zeigte eine Dämpfung der Erregbarkeit der grauen Substanz bei 11 von 16 Patienten. Nach der Kur zeigte sich eine Tendenz in Richtung Verlängerung der optischen Chronaxie bei den spinalen Fällen – in Richtung Verkürzung bei den kortikalen, das heißt eine Herabsetzung der Reizschwelle, die eine

Zunahme dieser Vorkommnisse im Tonus des Kortex beweist.
Die erzielten Ergebnisse erlauben den Schluß, daß die von uns angewandte Therapie einen begrenzten Einfluß auf die graue Substanz und die Hirnstammstrukturen hat, die bei den meisten beobachteten Patienten eine Tendenz zur Herabsetzung ihrer Aktivität haben.
Der Einfluß der Akupunktur auf die Erregung der spinalen Zentren wurde untersucht vermittels einer elektromyographischen Aufzeichnung von der Stärke des Kniescheibenreflexes vor, während und nach der Prozedur. Bei 13 von 17 Patienten zeigte sich eine Änderung in der Stärke des Reflexes. Bei elf beobachteten wir eine merklich schwächere Reaktion, die auf eine Herabsetzung der Erregbarkeit im zentralen Teil des Reflexbogens hinwies. Die Nadeln wurden in die segmentalen Zonen, die in Verbindung mit den entsprechenden Lumbalabschnitten des Rückenmarks standen, gestochen.
Eine Untersuchung der Dynamik der kutanen Chronaxie der *glans penis* zeigte die starke Erregbarkeit der peripheren Rezeptoren. Bei den kortikalen Fällen wurde bei allen Patienten nach der Akupunkturkur eine Verlängerung der Chronaxie festgestellt. Die Erregbarkeit der Rezeptoren war herabgesetzt. Bei den spinalen Fällen wurde bei Patienten mit erhöhter Erregbarkeit der spinalen sexuellen Zentren eine Verlängerung der Kniesehnenreflexchronaxie festgestellt, und umgekehrt eine Verkürzung bei Patienten mit herabgesetzter Erregbarkeit.
Diese Ergebnisse, die den Einfluß der Akupunktur auf verschiedene Teile des Nervensystems (graue Substanz, spinal, peripher) beweisen, lassen uns die zufriedenstellenden Erfolge der Behandlung verstehen. Die Besserung, die bei Patienten mit verstärkter Erregung der Sexualfunktionen erreicht wurde, entspricht durchaus dem primär beruhigenden, sedierenden Einfluß der Akupunktur auf das Nervensystem.

Schlußfolgerung

Akupunktur wirkt bei Patienten, die an Impotenz mit Erregbarkeit der ejakulativen Funktion leiden, ohne Rücksicht auf spinale oder kortikale Genese der Krankheit. Bessere Ergebnisse wurden mit Patienten erzielt, die an pathologischer Spermatorrhöe litten. Bei Patienten, die an Hemmung der erektilen Funktion kortikaler oder spinaler Genese litten, wurden nur in seltenen Fällen Erfolge erzielt und in der Regel erst nach mehreren Kuren. Die klinisch-experimentellen Untersuchungen zeigen die Wirkungen der Akupunktur auf pathogenetische Mechanismen der Krankheit (zerebrale, spinale und periphere Nervensysteme, vegetative Funktionen, endokrine Systeme). Das Sammeln klinischer und experimenteller Beobachtungen muß weitergeführt werden, damit wir aus genauerem Beweismaterial Methoden entwickeln können, um den Patienten mit verschiedenen sexuellen Störungen zu helfen, sei's durch Akupunktur allein, sei's durch Akupunktur in Kombination mit anderen Heilmethoden.

Anhang C

Der Geschlechtsapparat

Transcript eines bei einem von der Nationalen Akupunkturforschungsgesellschaft im Jahr 1974 veranstalteten Symposiums gehaltenen Vortrags.

Jean Claude Darras, Dr. med.

Bevor wir die Physiologie des männlichen und des weiblichen Geschlechtsapparates beschreiben, müssen wir eine Anzahl Faktoren erwähnen, die beiden gemeinsam sind. Das genaue Studium dieser Faktoren wird in Zusammenhang mit ihrer Funktion kleine Unterschiede zwischen Frau und Mann erweisen. Nur der anatomische Aspekt und die sich hieraus ergebenden klinischen Symptome unterscheiden sie.

Die wesentlichen Elemente des Genitalsystems in der chinesischen Medizin:
Die anatomische Beschreibung:
– wird als bekannt vorausgesetzt,
– spielt im Rahmen unseres Themas keine Rolle.
Was uns hier interessiert, ist allein der – der traditionellen chinesischen Medizin wohlbekannte – energetische Aspekt. Nach der Untersuchung und der Diagnose werden wir uns der Therapie zuwenden.

Die Energieströme
Wie jedes andere System im menschlichen Körper benötigt der Geschlechtsapparat zu seinem Funktionieren drei Ar-

ten von Energie. Das ist weiter nicht erstaunlich, da die westliche Medizin mit denselben Begriffen arbeitet, wenn sie es auch anders ausdrückt.

Die Erbenergie, auch anzestrale Energie genannt, ist eng verbunden mit genetischen Informationen und genetischer Organisation. Sie entspricht der Programmierung des Organismus. Sie ist die Basis der zellulären Differenzierung einer großen Zahl archaischer Charakteristika der Spezies. Wie ihr Name sagt, wird sie vererbt. Sie lenkt im besonderen die strukturale Organisation und das Funktionieren hochkomplizierter Gewebe, wie z. B. das Nervensystem, die endokrinen Drüsen, und im besonderen den Geschlechtsapparat – Eierstöcke bei den Frauen, Hoden bei den Männern.

Sie zeichnet sich vor allem dadurch aus, daß sie quantitativ nicht zu erneuern ist. Sie ist ein Potential, das bei der Geburt festgelegt wird. Dadurch wird z. B. die Zahl der im Laufe des Geschlechtslebens einer Frau produzierten Eizellen genau vorherbestimmt, ebenso ist dies der Grund der Unmöglichkeit, eine Nervenzelle zu ersetzen.

Nährenergie, auch Yong-Energie genannt, erfüllt, wie der Name sagt, im Wesentlichen eine Ernährerrolle. Sie wird im Körper regelmäßig mit Hilfe zweier äußerlicher Kräfte produziert: Nahrung und Luft.

Sie beeinflußt die gezielte Ernährung und ernährt verschiedene Gewebe, damit sie funktionieren, nicht nur mit Energie, die sie aus äußerlichen Quellen bezieht und via verschiedene metabolische Veränderungen unverzüglich auf verschiedenen Ebenen des Organismus transportiert, sondern auch mit Blut, das nach Ansicht der traditionellen chinesischen Medizin nichts anderes ist als materialisierte zirkulierende Energie.

Die Verteidigungsenergie stammt ebenfalls aus Nahrung und Luft. Sie ist jedoch schneller mobilisierbar als die Nährenergie und erfüllt vor allem die Rolle eines Wächters, der den Organismus gegen Angreifer von außen schützt. Dies zeigt die Bedeutung, die sie bei der Verteidigung gegen verschiedene Arten von Streß und auch auf dem Gebiet der immunologischen Phänomene hat.

Die Energieleitungen

Die Wundermeridiane. Beim Funktionieren des Geschlechtsapparats wirken vor allem zwei Gruppen von Meridianen mit:

Die, die auf der Höhe des «energetischen Ortes der Nieren» entspringen, dem Sitz der anzestralen Energiereserven, vereinigen sich zuerst in einem einzigen inneren Kanal, der im Perineum endet, beim Punkt ROE YIN IVC. Von dort aus teilen sie sich in die hintere Meridianlinie, die dann zum Wundermeridian der YANG-Polarität wird, TOU MO, dem Gouverneur, und die vordere Meridianlinie, die zum Wundermeridian der YIN-Polarität wird, JENN MO, dem Direktor; oder sie verlaufen in zwei inneren Ästen, einer hinten, der hinten innen seitlich im Beckenraum zu den Nieren hinaufführt, der andere, innen, vorn, hinauf entlang der vorderen abdominalen Beckenlinie führt und der auf der Höhe von 4VC nach außen geht und dann aufwärts führt, bilateral und paramedial, und auf den Nierenmeridian, den Wundermeridian TCHONG MO trifft. Die Funktion der Wundermeridiane der ersten Gruppe ist kurz gesagt die Verteilung anzestraler Energie im ganzen Körper, nicht nur in der Umgegend der Hauptbahn, sondern auch in den Verästelungen in allen Geweben.

Der Wundermeridian Gouverneur entspricht der YANG-Polarität der anzestralen Energie. Er wird im Beckenraum besonders durch die Punkte 3 V.G. und 4 V.G. verteilt.

Die Wundermerdiane Direktor und TCHONG MO (Nierengefäß) entsprechen der YIN-Polarität der anzestralen Energie und teilen sich in diese Rolle, wobei die Aufgabe des Direktors im Wesentlichen die Verteilung der Energie

ist, während TCHONG MO die Verteilung des Blutes und der gesamten organischen Flüssigkeiten regelt.
Die verschiedenen Funktionen dieser drei Wundermeridiane und ihre topographische Verteilung lassen uns sofort an die Anordnung des sympathisch-parasympathischen Nervensystems und seiner Wirkung auf das Blutkreislaufsystem denken.
Die zweite Gruppe dient einem wesentlich verschiedenen Zweck. Sie besteht aus dem funktionellen Netzwerk der beiden Wundermeridiane YIN OE und YANG OE.
Die Charakteristika dieser miteinander verbundenen Meridiane sind die folgenden:
1. Sie entspringen nicht wie die andern drei auf der Ebene des inneren allgemeinen Kanals, sondern an den Hauptmeridianen. Der Wundermeridian YIN OE am Nierenmeridian, bilateral, auf der Höhe des Punktes 9 Niere. Der Wundermeridian YANG OE bilateral am Blasenmeridian, auf der Höhe von Punkt 63 V.
2. Sie sind bilateral.
3. Sie zirkulieren für den YIN OE nur in der YIN-Zone, für den YANG OE nur in der YANG-Zone.
4. Jeder besteht aus mehreren Linien, die miteinander verbunden sind:
Der YIN OE umfaßt: den Milzmeridian (TAE YIN) mit zwei Punkten, 15 RP und 16 RP; den Lebermeridian (TSIUE YIN) mit gleichfalls zwei Punkten, 13 RP und 14 F; den Nierenmeridian (CHAO YIN), der direkt verbunden ist mit den beiden Endpunkten von YIN OE, 22 VC und 23 VC.
Der YANG OE umfaßt: den YANG MING Meridian mit 14 GI (YANG MING); den CHAO YANG Meridian, der wegen der Anzahl seiner Punkte der bedeutendste ist, 35 VB, 29 VB, 15 TR, 21 VB, 20 VB, 19 VB, 17 VB, 15 VB, 14 VB, 13 VB; den TAE YANG mit den Punkten 63 V und 10 IG; den Meridian, der durch die Punkte 15 VG und 14 VG in direkter Verbindung mit dem Gouverneur steht.

5. Beide haben die wesentliche Funktion, den Energiespiegel des Körperinnern mit dem der Oberfläche in Harmonie zu erhalten. Von unseren westlichen Begriffen aus gesehen könnte man sagen, daß sie verantwortlich sind für die Steuerung der neuroendokrinen Funktionen. Der YANG DE ist direkt mit dem Gehirn und den verschiedenen Zentren verbunden, während der YIN DE topographisch verbunden ist mit der Schilddrüsenregion und verschiedenen Nervenendungen im sexuellen Bereich.

Die Hauptmeridiane. Mehr oder minder sind alle Meridiane am Funktionieren des Geschlechtsapparates beteiligt. Aber wir dürfen nicht vergessen, daß ihre Rolle ungleich derjenigen der Wundermeridiane keine regelnde ist. Sie sind ihrem Wesen nach und in erster Linie das Zirkulationssystem der Nährenergie – das schon von ganz wesentlicher Bedeutung ist – und sie müssen die Energie- und Blutzufuhr, die voneinander nicht zu trennen sind, aufrechterhalten und auch für die Zufuhr der Körperflüssigkeiten in jene Gebiete, die sie nötig haben, sorgen (mit diesem Ausdruck wird die Gesamtheit der interstitiellen Flüssigkeiten bezeichnet, Lymphen etc., die sich im Körper befinden, und auch andere, wie das Zellplasma selber).

Die hier in Frage kommenden Meridiane sind diejenigen, deren Netz die Beckengegend und die unteren Gliedmaßen durchzieht:

der aufwärts führende Milzmeridian (TSOU TAE YIN) beeinflußt speziell das Gebiet der Eierstöcke;

der Lebermeridian (TSOU TSIUE YIN), der bei der Frau die Gegend des Eileiters, beim Mann Hoden, Nebenhoden und Samenkanäle beherrscht;

der Nierenmeridian (TSOU CHAO YIN) und das von ihm «bewässerte» Gebiet, die speziell mit dem Uterus und dem Samenleiter verbunden sind.

Alle diese Yin-Meridiane sorgen für Bewässerung und den Unterhalt der Beckengegend; der Milzmeridian dirigiert mehr die Blutzufuhr (ähnlich dem TCHONG MO bei den Wundermeridianen); der Lebermeridian besorgt die Verteilung der Yin-Energie (wie der JENN MO bei den Wundermeridianen); der Lebermeridian ist mehr mit den Reserven der verschiedenen «Nähr»-Elemente auf der Ebene verbunden, dessen, was die Akupunkturlehrbücher als «YIN-Schale» oder energetische Schale des Uterus bezeichnen (die einer Reservefunktion für die Nieren entspricht. Dieser wird aber vom Lebermeridian und zu einem geringeren Grad vom Milzmeridian gespiesen).

Die Meridiane, die Yang zu den urogenitalen Bereichen transportieren, sind:

Der Magenmeridian (TSOU YANG MING) wesentlich via die Punkte 28 E, 29 E, 30 E. Der Blasenmeridian (TSOU TAE YANG) speziell durch die Punkte 30 V, 31 V, 32 V, 33 V, 34 V. Der Gallenblasenmeridian (TSOU CHAO YANG) für die Punkte 26 VB, 27 VB, 28 VB; die andern energetischen Netze.

Der Vollständigkeit halber seien noch erwähnt: Der Wundermeridian TAE MO (oder Gürtelgefäß), der die Verbindungen zwischen dem Ober- und dem Unterkörper regelt und so speziell bei der passiven Blutstauung im kleinen Becken benützt wird. Dieser Meridian wird nicht von der hereditären Energie allein gespiesen wie der Wundermeridian, sondern auch vom Funktionieren der Hauptmeridiane, dem Gallenblasen- und Magenmeridian. Die «entfernten» Meridiane – diese gehören zu den sekundären Leitungen und spielen, obschon sie im allgemeinen nicht bekannt sind, eine wichtige Rolle bei den sekundären energetischen Aktivitäten des menstruellen Zyklus und Ursachen eines Großteils der klinischen Symptome der prämenstruellen Syndrome. Ferner dürfen auch eine Gruppe von Punkten nicht vergessen werden, die sogenannten Sonderpunkte oder neuen Punkte, die außerhalb der Meridianbahnen gelegen sind.

Die physiologische Funktion

Bevor wir uns den Störungen und ihrer mehr oder minder auffälligen Symptomatologie zuwenden, wollen wir uns das Funktionieren unter normalen physiologischen Bedingungen ansehen.

Der Menstruationszyklus

Es arbeiten zu gleicher Zeit zwei energetische Zirkulationsmechanismen: einer auf der Ebene anzestraler Energie, der bestimmend-regulierende Faktor und die Wundermeridiane, der andere auf der Ebene der Hauptmeridiane und einiger zusätzlicher Leitungen. Der Steuerungsmechanismus auf der Ebene der Wundermeridiane und der anzestralen Energie:

Hier sind zwei Hauptenergieströme beteiligt: 1-U, DER ERSTE, besteht unabhängig vom Menstruationszyklus selber aus einer Zirkulation anzestraler Energie in den «Nieren», die das Reservoir sind, folgt dem allgemeinen internen Netz und endet bei Punkt 1 VC, ROE YIN. An diesem Punkt teilt sich die Energie einerseits in die YANG-Zone und den Gouverneur und andererseits in die YIN-Zone und den Direktor (für die YIN-Energie) und den TCHONG MO (Blut). Diese normale Zirkulation anzestraler Energie sichert nicht nur die Verteilung in den Wundermeridianen, sondern im ganzen Körper.

Wenn wir auch die Zirkulation nicht im Detail beschreiben wollen, so wollen wir doch ein Beispiel geben: Es besteht nicht nur eine direkte Beziehung zwischen Gouverneur und Direktor, sondern auch zwischen den Punkten 22 VC und 9 VG und zwischen den Punkten 23 VC und 16 VG; ferner gibt es eine Verbindung zwischen 24 VC und dem ersten Punkt des Magenmeridians und die Verteilung der anzestralen Energie in allen interkostalen Bereichen, angefangen beim oberen Ast des TCHONG MO.

Nachdem die Verteilung so durchgeführt wurde, findet die Wiederherstellung der anzestralen Energie, die über die

Meridiane hinaus verteilt worden ist, auch hier statt, auf der Ebene einer gewissen Anzahl bevorzugter Punkte, von denen wir die Punkte TING und IU YIN der Hauptmeridiane nennen wollen (die ersten antiken Punkte.) Der untere Ast des TCHONG MO führt Energie zu den inneren Leitungen der unteren Gliedmaßen und ist einer der möglichen Bahnen für Wiederherstellung und Drainage. Diese laufen aber auch auf der Ebene anderer Hauptmeridiane in Richtung Wundermeridian zum Beispiel auf der YIN OE Ebene, die anfängt am 9. Punkt des Nierenmeridians.
Diese Zirkulation, dieser Verteiler-Empfangskreislauf, arbeitet konstant und bildet den Hintergrund, auf dem das zyklische Funktionieren des Menstruationszyklus stattfindet, und das nichts anderes ist als das 1–2, DAS ZWEITE Zirkulationssystem, auf der Ebene der beiden bevorzugten Wundermeridiane – deren Funktion doppelt ist: dem YIN OE und dem YANG OE.
Das YIN OE besteht aus drei Ästen, die die Leitung bilden, deren Ausgangspunkt der 9 Rn ist. Diese drei Äste stellen die drei energetischen Ebenen von YIN dar: das TAE YIN, das TSIUE YIN und das CHAO YIN. Wie in einer früheren Arbeit schon erwähnt wurde, bildet die Eierstockzone auf der Ebene des Beckens ein Einflußgebiet der TAE YIN Energie; die Eileiterzone bildet auf der Ebene des Beckens ein Einflußgebiet der TSIU YIN Energie und die Uteruszone bildet ein Einflußgebiet der CHAO YIN Energie.
Wir dürfen aber nicht vergessen, daß neben den Wundermeridianen im Becken eine konstante Zirkulation anzestraler Energie stattfindet zwischen dem hinteren und vorderen Ast des Wundermeridians TCHONG MO und dem Direktor, der sich auch vorne befindet.
Nach demselben Muster funktionieren die drei Äste des Wundermeridians YIN OE auf der vorderen Leitung im Magen als Energieabzugssystem und besonders im Zusammenhang mit der anzestralen Energie auf der Höhe der Meridianpunkte, wo sie vorbeiführen. Aber wie immer ist

die anzestrale Energie, die außerhalb ihres Meridians zirkuliert, nicht allein. Die Yong-Energie, die Nährenergie, die sie begleitet, folgt auf demselben Weg: sic wird von der anzestralen Energie mitgezogen und erfährt dadurch die gleiche permanente Bewegung.

Zum Schluß noch etwas Wichtiges: Eine zyklische Entwicklung, die der Chronologie der verschiedenen Phasen des Menstruationszyklus entspricht, findet auch statt im Funktionieren der drei Äste des Wundermeridians YIN OE. Die Intensität der Zirkulation oder das hieraus resultierende Funktionieren der vorderen Drainage entwickelt sich im Verlauf der 28 Tage Periode, in vier suksessiven Siebentagephasen:

die erste vor allem auf dem Milzmeridian (TAE YIN)
die zweite vor allem auf dem Lebermeridian (TSIUE YIN)
die dritte vor allem auf dem Nierenmeridian (CHAO YIN)
die vierte allgemein im Bereich TOU MO – DIREKTOR.

Kurzum, während der ersten Phase wird die durch die Punkte 15 RP–16 RP drainierte Energie an die Spitze der Vereinigungspunkte von YIN gezogen und gegen den Direktor hin, 22 VC, 23 VC. Während der zweiten Phase kommt die durch die Punkte 13 RP und 14 F drainierte Energie ihrerseits zu den Punkten 22 VC und 23 VC.

Während der dritten Phase gelangt die direkt nach 9 Rn gebrachte Energie des Nierenmeridians zu den Punkten 22 VC und 23 VC. Endlich in der letzten Phase fließen die Paare TOU MO Direktor zusammen an die Spitze: endend mit der aufsteigenden Bewegung des TCHONG MO, dessen Bahn der des Nierenmeridians folgt – wobei sie auf der Ebene der unteren Region und des Beckenbereichs des Körpers die Energie des Nierenmeridians heben; zuoberst endet die Energiemasse bei 22 VC und 23 VC und wendet sich einerseits über schon erwähnte Kommunikationspunkte (22 VC, 9 VG, 23 VC, 16 VG) zum Direktor und andererseits hin zu 24 VC, wo sie mit dem YANG des obern Teils verschmilzt und auf die Ebene I E geht, von dort zum

Blasenmeridian und zu 1 V, mit andern Worten in die ganze YANG-Region.

Auch das YANG OE besteht aus mehreren Leitungen: eine TAE YANG Leitung, eine CHAO YANG Leitung, eine YANG MING Leitung, eine Gouverneur Leitung.

An den Punkten aller dieser Leitungen wird die Energie der Zone bei den verschiedenen YANG-Meridianen mobilisiert. Ähnlich wie bei den YIN OE herrscht in der Aktivität jeder der YANG DE Leitungen ein gewisser Rhythmus, und der verläuft in folgender Weise: YANG MING Ast, dann CHAO YANG Ast, hierauf TAE YANG Ast und endlich Gouverneur Ast.

Wenn wir also die Zusammenhänge der Verteilung der Energie der verschiedenen energetischen Schichten in den oberen und unteren Teilen des Körpers betrachten, so können wir sagen, daß auf der Ebene der Yang-Meridiane und im Oberkörper eine Exteriorisationsbewegung stattfindet; komplementär und simultan geschieht auf der Ebene der Yin-Meridiane und im Unterkörper eine Interiorisationsbewegung.

Während sich die Entwicklung der energetischen YIN-YANG-Verteilung abspielt entsprechend der Verbindung von außen nach innen, findet eine andere Entwicklung statt, und zwar immer entsprechend dem Niveau oben-unten, aber auch voll-leer.

Eine zyklische Folge der Vorherrschaft verschiedener Energien findet im Beckenraum statt, mit einem Wechsel von YIN-YANG, wobei das YIN mobilisiert wird von der Ankunft des YANG, dem es Platz macht, worauf das YANG mobilisiert wird vom YANG OE, genau wie das YIN vom YIN OE.

Dies ist die Abfolge im Zusammenhang mit der dominierenden Energie:

Direktor-Gouverneur – Milz (TAE YIN), Magen (YANG MING), Leber (TSIUE YIN), Gallenblase (CHAO YANG), Nieren (CHAO YIN), Blase (TAE YANG).

Hieraus geht das folgende hervor:
1. Phase: DIREKTOR/GOUVERNEUR – Dauer der Menstruation.
2. Phase: TAE YIN/YANG MING am Schluß der Endphase (14. Tag), was der Ovulation entspricht.
3. Phase: TSIUE YIN/CHAO YANG, entsprechend der Wanderung der Eizelle durch die Tuben.
4. Phase: CHAO YIN/TAE YANG, entsprechend der prämenstruellen Phase und der Vorbereitung des Uterusschleims.
Deshalb resultiert die Konjunktion verschiedener energetischer Bewegungen (sowohl auf der Ebene anzestraler Energie als auch auf der von Unterstützungs- bzw. Verteidigungsenergie) in einem Zyklus, der den Monatszyklus der Frau bestimmt, der im Zusammenhang mit den energetischen Veränderungen eine bestimmte Zahl von Symptomen produziert und durch die «Ausscheidung» – den sogenannten Menstruationsfluß.
Indes sind die energetischen Strukturen bei Mann und Frau dieselben, und wenn auch die Frau mehr YIN ist und der Mann mehr YANG, so dürfen wir doch annehmen, daß auch der Mann etwas dem Menstruationszyklus Ähnliches hat. Der Unterschied ist bloß, daß sich dieser Sachverhalt bei der Frau, YIN, im Wesentlichen auf der Ebene des Blutes abspielt, während er beim Mann, YANG, sich auf der energetischen Ebene abspielt. Dies würde, so man sich die Mühe nähme, nach ihnen zu suchen, die verschiedenen Gruppen von Syndromen zyklischer Abfolge, die beim Mann gefunden und klinisch beobachtet wurden, erklären. Sie sind nichts anderes als Ergebnisse der Entwicklung von Energieströmen, Äquivalente der Menstruation. Wir versuchen gegenwärtig mit Hilfe biologischer Methoden – speziell Hormondosen – die Realität dieser Tatsachen nachzuweisen. Aber welches sind denn die Faktoren, die dieser zyklischen Entwicklung, diesen Biorhythmen, zugrunde liegen? Eine Examinierung würde den Rahmen dieses Vor-

trags sprengen. Ihre Mechanismen jedoch können erklärt werden, indem man sie mit jenen zyklischen Bewegungen vergleicht, die die Chinesen «himmlische Stämme» und «irdische Äste» nennen, und die letztlich nichts anderes sind als Gesetze, die die Entwicklung aller kosmischen Phänomene dirigieren, die – wer weiß – den Menschen beeinflussen.

Einige der verbreitetsten sexuellen Störungen und ihre Behandlung

Oligomenorrhöe – Hypomenorrhöe

Wie wir in einer Arbeit über Gefäßkrankheiten schon dargelegt haben, resultiert in diesem Fall die Störung aus einer Disharmonie des YIN-Blut/Energie-Verhältnisses. Die Akupunktur wird also versuchen müssen, dieses Verhältnis wieder ins Gleichgewicht zu bringen. Um dies zu erreichen, muß man die beiden damit in Zusammenhang stehenden Faktoren behandeln: Energie und Blut bei YIN und Energie bei YANG. Die YANG-Energie kann je nachdem, wie stark sie beteiligt ist, die YIN-Energie mobilisieren und eine wesentliche Rolle spielen bei der Wiederherstellung der Harmonie, und in der Folge in der symptomatischen Entwicklung.

Oligomenorrhöe oder Hypomenorrhöe entsteht aus einem Mangel an Blut und einem Überschuß an Energie bei YIN, was immer Hand in Hand geht mit einem Mangel an YANG-Energie.

Blutarmut

Sie kann viele Gründe haben. Aber im allgemeinen hängt sie zusammen mit der Schutzenergie, einer Insuffizienz der Milz-Pankreas-Energie der anzestralen Energie, einer Störung des Wundermeridians TCHONG MO (der das Blut verkörpert), der funktionsuntüchtig gemacht wird in seinem Verhältnis zum Wundermeridian JENN MO, der die Energie verkörpert (und dazu noch die Polaritätsenergie YIN). Im einzelnen sieht das so aus:

1. Bei Insuffizienz von Blut, Anämie, gefolgt von Hemorrhagie tonisiert man in manchen Fällen das Blut: 2 RP, 3RP–3 F, 8 F – 38 V, 17 V – 10 RP.

2. Insuffizienz von Blut wegen ungenügender Milz-Pankreas-Energie, die dem «Blut» entspricht, Grund: ungenügende Ernährung: 34 E, 40 E, 3 RP, 6 RP.

Um die Zirkulation der Magenenergie zur Milz hin zu verstärken, stimuliert und tonisiert man die Milz. Dies wird verstärkt durch das Stechen der Punkte MO der Milz und des Magens: 12 VC–13 F. Wenn ein Energieüberschuß der Leber den Mangel an Energie bei der Milz unterstützt, muß man vermutlich auch die vorausgehenden Punkte hinzufügen: 2 F, 3 F, um die Leber zu dispersieren, 9 P, um die Lunge zu tonisieren.

3. Eine andere Ätiologie, immer noch auf der Ebene der Milz, aber diesmal von seelischer Herkunft, kann auch Blutarmut bewirken. Es findet dann eine Blockierung statt, eine Behinderung der Milz-Energie, die dann nicht länger physiologisch funktionieren kann.

Behandlung: 8 RP, Punkt TSRI des R P, um die blockierte Energie wieder in Gang zu bringen; 20 V, Punkt IU im Rücken, wodurch die Tonisierung der YANG-Polarität der Energie im Organ bewirkt wird und dadurch eine Mobilisierung der dort «stagnierenden» angesammelten Energie; 49 V (neue Nomenklatur) der besonders durch seine psychische Wirkung auf den «Ort der Ideen» der Milz unentbehrlich ist.

Die damit einhergehenden Störungen sind: körperliche oder geistige Überarbeitung, Gedächtnisverlust, Konzentrationsschwäche, Kopfschmerzen.

4. Blutarmut wegen ungenügender Milz-Energie, als Folge einer Funktionsstörung (Fülle) oder dann entzieht die Niere dem Magen zu viel Energie und die damit verbun-

dene Körperflüssigkeit, so daß eine zu große *Quantität von Urin* produziert wird und umgekehrt eine ungenügende Quantität an Blut (Plasma).

Die zu Beginn der Verdauung durch Entzug der Nährenergie produzierte Energie wird zusammen mit den sie begleitenden organischen Flüssigkeiten via die inneren Leitungen des Drei Erwärmers zu rasch zur Niere transportiert, die dann einen unverhältnismäßig großen Anteil dieser Flüssigkeit via Harnröhre ausscheidet. Die Milzfunktion ist gestört und die Milz kann nicht genügend Energie oder organische Flüssigkeiten in Blut umsetzen.

Die Behandlung besteht in der Erhöhung der Blutproduktion auf der gestörten Ebene: 10 R P «Meer des Blutes» der in direkter Beziehung mit 7 V C steht und den unteren Erwärmer reguliert, 26 V IU hinten am 4 V C. Der 4 V C ist jedoch der Ausgangspunkt des TCHONG MO und auch der Kreuzungspunkt der Haupt- und Nebenmeridiane. Sein Name ist bedeutsam: «Barriere der Quelle». Er ist auch noch der MO Punkt des Dünndarms.

Die Symptome sind hauptsächlich Polyurie und Gewichtsverlust.

5. Zirkulationsstörungen des TCHONG MO, der dann ungenügend mit dem JENN MO verbunden ist. Jedoch enthält der TCHONG MO das «Blut» und der JENN MO die Energie, die den Mangel an Gleichgewicht bewirkt. Als Resultat der Energiestörungen in den Wundermeridianen und besonders im Gebiet des TCHONG MO ergeben sich: Nierenschmerzen, Völlegefühl im Bauch, Atemnot, präkordiale Schmerzen, Globus Hystericus, trockener Mund, trockene Nase.

Behandlung: 4 R P Befehlspunkt des TCHONG MO; 6 R P, um die Zirkulation zu beschleunigen und die Energie auf der Ebene des unteren Astes «aufzulesen», und auch die Punkte 2 RP, 2 F, 2 Rn und 30 E.

In den fünf eben erwähnten Fällen sind die allgemeinen Symptome neben der Oligomenorrhöe: blasse Farbe des

Menstruationsblutes, Hyperkonzentration des Blutes, Schwerflüssigkeit. Die traditionelle chinesische Medizin sagt: «Getrocknetes Blut». Dieser Ausdruck besagt, daß der Grund dieser Störung in einem der mit der Hitzeenergie verbundenen Organ liegt: Herz, Niere, YANG.
Im selben Rahmen ist auch noch eine andere Ätiologie möglich: eine übermäßige Nahrungsaufnahme, wodurch Hitze entsteht:
1. Exzessives Freiwerden der YANG-Energie des Herzens aus seelischen Gründen. Die Störung ist eine Behinderung der YIN-Energie des Herzens: Das Yang des Herzens kann dann entweichen und überrennt den ganzen Organismus.
Die damit verbundenen Beschwerden sind: Hitzegefühl im Kopf, Blutandrang im Gesicht, Bindehautentzündung, Kopfschmerzen, schwere Angstzustände, Emotionalität, Herzklopfen, Extrasystolen.
Behandlung: 6 C Punkt TSRI des Herzens, um die Zirkulation des blockierten YIN des Herzens wieder anzuregen; 7 C Punkt IU, um drinnen die Energie Meridian YANG-Hitze, die außerhalb des Meridians ist, wiederherzustellen; 5 C Punkt LO, um den Hauptmeridian von der YANG-Hitze Energie zu befreien; und 44 V Punkt, der dem psychischen Aspekt des Herzens entspricht.
2. Nahrungsüberfülle, die das Hitzesyndrom bewirkt – aktive Kongestion. Es können zwei Arten von Störungen auftreten: Entweder eine Fülle, ein Exzeß energetischer Aktivität in den Lungen. Die auftretenden Symptome sind: Asthma, Husten, Zufluß der Energie nach oben, Schwitzen.
Die Behandlung: 8 P und 10 P in Dispersion oder Überfluß, ein Exzeß energetischer Aktivität im Herzen. Die Symptome sind: Schmerzen im Thorax, Völlegefühl in den Seiten, Schmerzen in den unteren Rippen.
Behandlung: 7 C und 9 C in Dispersion, 2. I.G. und 3 I.G. Tonisierung.

3. Sexuelle Exzesse können auch ein Hitzesyndrom bewirken, das zu einer «Dehydration des Blutes» führt. Der Grund ist dann eine Störung des Gleichgewichts zwischen der Nierenenergie YIN, die in einem Zustand der Leere ist, und der Nierenenergie YANG, die im Verhältnis dazu, sich in einem Zustand der Fülle befindet. Die damit verbundenen Symptome sind: Schmerzen und Schwäche in der Nierengegend, Ohrensausen, Schwindelanfälle, Ohnmachten, kalte Extremitäten.
Behandlung: Verstärkung und erneute Zirkulation der YIN-Energie der Nieren: 25 VB, 1 VC, 3 VC, 4 Rn, 10 Rn, 6 RP und möglichenfalls 67 V. Bei allen Fällen von «Dehydration des Blutes» ist das Menstrualblut dunkelrot – dick.
Ungenügende Yang-Energie kann auch Hypo-ologomenorrhöe verursachen. Die YANG-Energie verkörpert Bewegung. Sie mobilisiert und bewegt die YIN-Energie. Wie schon gesagt wurde, hängt der regelmäßige Ablauf der Phasen des Menstruationszyklus ab von der normalen Bewegung des YIN. (In westlicher Anschauung: es entsteht eine alternierende regelmäßige Folge von Phasen aktiver und passiver Kongestion. Bei aktiver Kongestion kann die Blutzirkulation nicht ungestört erfolgen, worauf die Kongestion passiv wird und zu einer abnormen Blutstagnation führt.)
In diesem Fall entsprechen die Störungen den vier Phasen in den sieben Tagen des Menstruationszyklus:
1. Die YIN-Energie des TAE YIN nimmt zu in der zweiten Phase des Zyklus, entsprechend der Endphase beim Follikelsprung; die Menstruation ist nicht nur beschränkt, sondern auch von kurzer Dauer, und die Ovulation wird verzögert.
Behandlung: Man bringe das YANG auf die gekuppelte energetische Ebene, das YANG MING und blockiere Punkt 5 T R, um das YANG daran zu hindern, in den Wundermeridian YANG DE einzufallen. Das YANG muß

zur Kompensierung der Exzesse des TAE YIN im YANG MING bleiben, 28 E–29 E–30 E–4 VC–11 G 1 tonisieren, 5 T R dispersieren.

2. Wenn die Ansammlung von YIN auf der Ebene der TSIU YIN Energie stattfindet, das heißt also während der dritten Phase des Zyklus, wo das Ei in den Eileiter wandert, so geschieht das nur unter Schwierigkeiten und ist mit krampfartigen Beckenschmerzen verbunden.

Die Behandlung besteht wie im vorhergehenden Fall in der Blockierung des YANG OE; aber hier wird dann die CHAO YANG Energie herabgesetzt, um TSIUE YIN zu mobilisieren.

Die Zirkulationsstörungen des CHAO YANG sind in der Regel begleitet von einer Funktionsstörung des Wundermeridians TAE MO, dies muß via einen Befehlspunkt geöffnet werden 41 V B. Speziell im Falle von Leukorrhöe.

Behandlung: 26 VB, 28 VB, 41 VB, 5 TR dispersieren.

Die Stauung von YIN kann in der Phase der Bildung des Schleims – oder Endometrie, geschehen sein, das heißt im letzten Stadium des Menstruationszyklus, dem vierten, und es handelt sich um eine Stagnation der CHAO YIN Energie. Es muß dann TAE YANG Energie in dieses Gebiet geführt werden.

Oder wenn die Stauung des YIN zu Beginn der Menstruation eintritt, stört dieser Mangel an Gleichgewicht die VC – TCHONG MO Achse auf der einen Seite, V G auf der andern. Die Menstruation tritt zu spät ein, ist kurz, beschränkt, und die Blutung ist unregelmäßig. Die Behandlung ist in diesem Fall: 23 V, 4 VG, 3 I.G.

Wenn zur Mobilisierung des CHAO YIN nicht genügend TAE YANG Energie eintrifft, wird in der prämenstruellen Periode folgendes passieren: Schwindel, TAE YANG Kopfweh, Lenden-, Rücken- und Gebärmutterschmerzen.

Behandlung: 31 V, 32 V, 33 V, 34 V, 23 V, Tonisierung. 5 T R dispersieren.

Die Insuffizienz der YANG-Energie kann auch örtlich be-

schränkt entstehen, weil an einem vorbestimmten Moment die Energie der YANG-Ebene nicht in den YANG OE überfließt. Das kann, wie auch schon in den Erläuterungen zum CHAO YANG erwähnt, zu einer Blockierung des TAE MO führen, die die Verbindung zwischen oben und unten hindert und Yang daran hindern kann, in die Beckengegend einzufließen. In diesem Fall dauern die Störungen während des ganzen Zyklus und es kommt zusätzlich noch zu Yang-Stauungen, Schwindel, Kopfweh, Ohrensausen, Atemnot, Tachykardie, Extrasystolen, und zur Stauung des YIN unten – Beckenschmerzen, Krämpfe, Verstopfung, Leukorrhöe, schwere Beine, Ödeme.
Die Behandlung besteht hauptsächlich in einer Einwirkung auf den Wundermeridian TAE MO: 41 VB, 4 RP, 42 E; 26 VB, 23 V. In diesen vier Fällen ist das Menstruationsblut purpurrot und koaguliert.
Von außen kommende Störungen entsprechen der Gruppe von Entzündungs- und Infektionssyndromen des Genitaltrakts, die die menstruellen Störungen bestimmen.
Eine detaillierte Untersuchung würde den Rahmen dieses Vortrags sprengen, aber eine Akupunkturbehandlung – unabhängig von einer andern Behandlung wie zum Beispiel durch Antibiotika – würde eine örtlich begrenzte Tonisierung der Abwehrmechanismen des Organismus beinhalten und zwar durch Verstärkung der Zirkulation, wodurch die Unterstützungsenergie OE und YONG zur Verteidigung mobilisiert würde. Es würde die Tonisierung des Hauptmeridians YIN der unteren Gliedmaßen, 2 RP, 8 F, 7 Rn, angezeigt sein. Und auch ihre Beschleunigung durch 6 RP und ihre hohe Lokalisierung bei 3 V C, 4 VC.
Der spezifische Kampf gegen das angreifende Agens (klimatische Bedingungen haben auf einem vorbereiteten Boden eine ungenügende Verteidigung geschaffen – Störungen inneren Ursprungs, oder seelische Ursachen oder falsche Ernährung) wird sich entsprechend der Natur dieses Agens abspielen: Benützung der YONG Punkte des

YIN bei Kälte, Benützung der Punkte HO des YIN bei Hitze. Zum Beispiel: Die Infektion findet bei schon vorhandenem Mangel an Gleichgewicht statt, was ihr einen günstigen Boden für die Entwicklung liefert.
Klinisch selbstverständlich eine allgemeine Untersuchung, aber auch eine besondere lokale Prüfung mit sorgfältigster Beachtung der möglichen Sekretionen, woraus sich dann eine angemessene Behandlung ergibt.
Der Bereich dieser Probleme ist zu groß, als daß er in diesem Vortrag genauer behandelt werden könnte.

Hypermenorrhöe – Meno-Metrorrhagöe
Die im vorhergegangenen Kapitel erwähnte YIN-BLUT Energie Beziehung findet hier in umgekehrter Richtung statt: zu viel Blut und ungenügend YIN-Energie.
Im Rahmen der Beziehung der YIN-YANG-Energie haben wir hier verglichen mit der YIN-Energie zu viel YANG-Energie.
Wir dürfen nicht vergessen, daß die YANG-Energie, was die örtliche Beschaffenheit des Gewebes anlangt, einer Entzündung und Gefäßerweiterung entspricht, die YIN-Energie hingegen einer Gefäßverengung und deshalb allenfalls in zweiter Linie einer Ernährungsstörung.
Das Fehlen der YIN-Energie entsprechend jener Phase des Monatszyklus, in der es auftritt, resultiert im Folgenden (es entspricht dem, was die traditionelle chinesische Medizin als «Insuffizienz der YIN-Schale» bezeichnet):
1. Fehlen von YIN-Energie in der Phase, die direkt auf die Ovulation folgt, das heißt in der dritten Phase des Zyklus, weil nicht genügend TSIUE YIN-Energie eintrifft. Daraus ergibt sich im Speziellen eine Hämorrhagie, die am 14. Tag beginnt.
Behandlung: 6 MC, 13 RP, 14 F Ast TSIUE YIN des YIN OE; 9 F, Befehlspunkt der «YIN-Schale»; 2 F, um das Aufsteigen der TSIUE YIN-Energie aus dem Unterkörper zu beschleunigen.

2. Wenn unmittelbar vor der Menstruation ein Mangel an YIN-Energie auftritt – der vierten Phase des Zyklus – dann entspricht das einem ungenügenden Zufluß von CHAO YIN-Energie. Daraus ergibt sich ein mehr oder minder starker prämenstrueller Blutfluß; in der Regel ist er aber nicht sehr stark.
Die Behandlung ist folgende: 9 Rn, 6 MC, 22 VC, 23 VC, CHAO YIN Ast des YIN OE; 4 Rn, 7 Rn, damit das CHAO YIN des Beckens vom Unterkörper heraufkommt.
3. Mangel an YIN-Energie während der Menstruation entspricht VC und TCHONG MO und ergibt einen schwarzen Blutfluß.
Dies wird behandelt durch 1 VC, 3 VC, 5 VC, 6 VC, 22 VC, 7 P, um die YIN-Energie aus den Meridianen des unteren Körpers heraufzuziehen in den Direktor und sie zirkulieren zu lassen.
4. Mangel an YIN-Energie in der zweiten Periode des Zyklus entspricht dem TAE YIN und resultiert normalerweise in der Ovulation; das zeigt sich in einer langen, ausgiebigen Menstruation.
Die Behandlung: 6 MC, 15 RP, 16 RP, Ast des TAE YIN des YIN OE; 2 RP, 6 RP, damit das TAE YIN von den unteren Gliedmaßen ins Becken hinauf fließt.
5. Wenn der Mangel an YIN nur relativ ist und zusammenfällt mit einem Überschuß an YANG, das schlecht ausgelöst wurde, dann muß man den YANG OE beeinflussen, um die Verteilung dieser YANG-Energie zu verbessern, 5 TR Tonisierung.
Bevor wir dieses Kapitel beenden, möchten wir noch festhalten, daß im Falle einer allgemeinen Insuffizienz einer der YANG- oder YIN-Energien, die nicht aus einer Störung der örtlichen Verteilung erfolgt, die Behandlung entsprechend angepaßt werden muß, das heißt: bei einer globalen YANG-Insuffizienz tonisiere man die energetische Ebene des TAE YIN und verbessere das energetische Niveau des CHAO YANG; im Falle allgemeiner Insuffi-

zienz von YIN-Energie tonisiere man die energetische Ebene des CHAO YIN und die des YANG MING.

Spaniomenorrhöe

1. Sie kann verursacht werden durch äußere Ursachen, als Folge der Einwirkung von Kälte auf den Organismus (dies verstanden in der Bedeutung der traditionellen chinesischen Medizin). Die Symptomatik ist begleitet von Entzündung mit Krämpfen, Schmerzen, Leukorrhöe. Die Behandlung erfordert Tonisierung der energetischen Zirkulation der betreffenden Meridiane und das Stechen der «Hitze»-Punkte auf diesen Meridianen, die der spezifischen Aggression entgegenwirken: YONG-Punkte auf den YIN-Meridianen; KING-Punkte auf den YANG-Meridianen.

2. Sie kann auch herstammen von einer das YIN nicht genügend mobilisierenden ungenügenden YANG-Energie.

In diesem Fall besteht die Behandlung darin, den YIN OE in seiner Gänze zu behandeln: Dispersion des 9 Rn – Anfangspunkt des YIN OE, um den Nachschub von YIN-Energie ins Becken zu dämpfen, und durch Tonisierung des 6 MC, um die Zirkulation des YIN am Sitz der drei Äste des YIN OE zu verstärken, wodurch das YIN nach innen gezogen wird; speziell einzuwirken auf jeden Ast des YIN OE, oder Direktors, entsprechend der Phase des Zyklus: Tonisierung von 15 RP, 16 RP, 22 VC während der TAE YIN Phase (der zweiten Phase des Zyklus), Tonisierung von 13 RP, 14 F, 22 VC während der TSIUE YIN Phase (dritter Phase des Zyklus), Tonisierung von 22 VC, 23 VC im CHAO YIN Stadium (vierte Phase des prämenstruellen Zyklus); 7 P, 5 V C, 22 V C, 24 V C, beim ersten Stadium des Zyklus – der V C TCHONG MO Periode, die der Menstruation entspricht.

Schlußendlich muß neben dem obigen 5 T R dispersiert werden, damit nicht zu viel YANG-Energie in den YANG DE gelangt, sondern statt dessen auf den YANG-Ebenen bleibt.

Im weiteren ist falls notwendig zur Dämpfung des YANG 35 V und 37 E zu benützen.

3. Sie kann verursacht werden durch eine Blockierung des TAE MO, wodurch die Verbindung zwischen oben und unten unterbrochen wird, was oben eine Stauung des YANG und unten eine solche des YIN bewirkt (darüber wurde weiter oben schon gesprochen). Behandlung: 41 VB, 23 V, 26 VB, um den TAE MO zu beeinflussen; 37 E, um YANG zu dämpfen; 6 M C, um die Zirkulation im YIN OE zu erleichtern.

4. Bei Niereninsuffizienz kann YANG einer der Gründe für die Spaniomenorrhöe sein. Die Symptomatik umfaßt dann folgende Ätiologie: Kältegefühl in der Leistengegend und den Oberschenkeln; Krämpfe, Schwäche in den Gliedern, Hautödeme, Flatulenz, nächtlicher Durchfall, Kurzatmigkeit.

Die Behandlung besteht hauptsächlich in der Tonisierung der YANG-Nieren via 23 V vielleicht mit Moxen. 7 Rn Tonisierung.

5. Allgemeine YANG-Energieinsuffizienz, die wie schon erwähnt behandelt wird durch Einwirkung auf: die TAE YIN Ebene; die CHAO YANG Ebene.

Polymenorrhöe

Der Verlauf hier ist das Gegenteil des Verlaufs bei der Oligomenorrhöe. Sie kann folgende Ursachen haben:

1. Abwehr einer Attacke oder Aggression der äußeren Hitze (die aktive Kongestion und allgemeine Entzündung ohne spasmodische Phänomene bewirkt).

Die Behandlung besteht in der Tonisierung der affizierten Meridiane und dem Stechen der Punkte derselben Meridiane, die die spezifische Aggression abwehren. Mo Punkte der YIN-Meridiane, YONG-Punkte der YANG-Meridiane.

2. Überschuß an YANG-Energie. Dieser Überfluß muß im Wundermeridian YANG OE drainiert werden durch Toni-

sierung des 5 TR und spezifischere Einwirkung entsprechend der Phase des Zyklus, auf der Tonisierung der Punkte des Astes, der dem YANG OE entspricht. Bei der zweiten postmenstruellen Phase, TAE YIN, Behandlung des YANG DE durch Tonisieren der Punkte YANG MING; bei der dritten, der Post Ovaluationsphase, Behandlung des YANG DE durch Tonisierung der Punkte des CHAO YANG; bei der vierten prämenstruellen Periode CHAO YIN, Behandlung des YANG DE durch Tonisieren der Punkte des TAE YANG, während der Menstruationsperiode, entsprechend VC, öffnen der YANG DE Punkte entsprechend V G: 14 VG, 15 VG. Man vervollständigt diese Behandlung entsprechend jeder Phase des Zyklus mit einer Tonisierung des 9 Rn, damit die YIN-Energie besser zum YIN OE gezogen werden kann und durch eine eventuelle Dispersierung der Punkte der drei Äste des YIN OE entsprechend dem Zyklus, um die Drainage des YIN durch den letzteren zu dämpfen.
Zum Schluß tonisiert man die YIN-Schale: 9 F.
3. Allgemeine Insuffizienz des YIN, die unabhängig von den verschiedenen Phasen des Zyklus auftritt, behandelt man wie schon erklärt durch Einwirkung auf die CHAO YIN Ebene; die YANG MING Ebene.
4. Insuffizienz der YIN-Nieren. Dies führt zu dem schon beschriebenen klinischen Zustand und wird besonders durch 25 VB behandelt, 10 Rn Tonisierung.

Dysmenorrhöe
Der Mechanismus der Dismenorrhöe kann in den meisten Fällen bezeichnet werden als ein quantitativer Mangel an Gleichgewicht zwischen YIN- und YANG-Energien.
Diese Labilität läßt sich durch diverse Ätiologien erklären, die durch eine Untersuchung der Krankengeschichte des Patienten evident werden.
In der Regel stößt man auf zwei Möglichkeiten:
1. Ein angemessener Überschuß von YIN-Energie überall,

bei einer ebenso allgemeinen Insuffizienz von YANG-Energie.
Die Symptome sind die der fehlenden YANG-Energie. Sie werden bestätigt durch eine Prüfung des Pulses, der eine Fülle im rechten Puls und ein Ungenügen im linken zeigen wird.
Die schon erwähnte Behandlung besteht in der Tonisierung des TAE YIN: 2 RP, 3 RP, 9 P, und der Zirkulation des CHAO YANG: 34 VB, 5 TR.
Örtlicher Überfluß in der Gegend des Beckens an YIN-Energie. Die Symptomatik dieser Störung wurde schon aufgezählt. Die Behandlung besteht in der Mobiliserung des YIN durch Herbeiführung von YANG in die Beckenregion: 31 V, 32 V, 33 V, 34 V, 4 V.G., 28 E.; Öffnen des Wundermeridians TAE MO, um die freie Zirkulation des YANG nach unten und des YIN nach oben zu erlauben: 41 VB, 26 BV, 23 V; Mobilisierung der TSIUE YIN-Energie (intermediäre Ebene des YIN) durch Benützung des YONG-Punktes: 2 F; den IU Punkt: 3 F; es können auch noch andere Punkte einbezogen werden, wenn es sich herausstellt, daß die energetische Ebene des YIN speziell blockiert ist, wobei man sich auf die gleiche Weise wie beim TSIUE YIN entscheidet.

Leukorrhöe.
Hier findet im Verlaufe der physiopathologischen Prozesse fast immer eine Behinderung des Wundermeridians TAE MO statt. Abgesehen davon kommen noch die folgenden Ätiologien in Betracht:
1. Mangel an Milz-Pankreas-Energie, der eine Stauung der «Feuchtigkeit» in der Milz zur Folge hat. Das Fehlen dieser Energie verhindert nun eine normale Zirkulation.
Die damit verbundenen Symptome sind: Reaktion auf unausgewogene Nahrung, Überarbeitung, Ausscheidung weiß oder farblos, Asthenie, kalte Extremitäten, weicher breiiger Stuhl, oft Ödeme an den unteren Gliedmaßen.

Behandlung: Behandlung des TAE MO: 26 VB, 41 V B, Behandlung des Asts TAE YIN von YIN OE; 15 R P, 16 R P; Beschleunigung der YIN-Zirkulation: 6 R P, 4 V C, 6 V C, 7 P.

2. Allgemeine hypersekretorische Entzündung (Feuchtigkeits-Hitze-Syndrom in der chinesischen Medizin).

Die damit verbundenen Symptome sind: Schwerer Kopf, Asthenie, Schlaflosigkeit, abnormer Stuhl (zu weich oder im Gegenteil Verstopfung); Urin: häufiges und schmerzhaftes Wasserlassen, Pollakisurie, reichliche Emission, viskös, dick, stark riechend. Reichliche und zu früh eintretende Menstruation.

Behandlung wie folgt: Behandlung des TAE MO: 26 VB, 41 VB; verbunden mit 6 R P: 10 R P, 3 V C, 6 V C, 12 Rn, 7 P, um die YIN-Zirkulation zu beschleunigen; 13 F, 20 V-Benützung des IU MO Systems der Milz Pankreas.

3. Stauung der «Feuchtigkeit». Dies ist eine klinische Form des ersten Falles. Der sich in einem Zustand ungenügender Energie befindliche Milz Pankreas hat die Stauung der «Feuchtigkeit» verursacht, die sich dann in jeder Richtung verteilt hat, so daß ein freies Zirkulieren der Energie in allen YIN-Meridianen verunmöglicht wurde.

Die damit verbundenen Symptome sind: blasse, andauernde Menstruation, schleimige Leukorrhöe, sehr reichlich, Fettleibigkeit, Appetitlosigkeit, Brechreiz, Flatulenz, aufgedunsener Bauch, Neigung zur Atemlosigkeit.

Behandelt wird TAE MO: 41 V B, 26 V B, Verbesserung der YIN-Zirkulation durch: 7 P, 6 V C, und Herbeiführen von YANG: 31 V, 32 V, 33 V, 34 V, 25 E; Benützung des IU MO Systems des Milz Pankreas: 20 V, 13 F.

4. Energiemangel auf der Ebene der Nieren.

Hier haben wir zwei Arten von Störungen, je nachdem, ob der Energiemangel die YIN-Nieren oder die YANG-Nieren berührt. Sexuelle Exzesse sind oft die Ursache von:

Ungenügenden YIN-Nieren. Die Symptome sind Meno-Metrorraghisch oder im Gegenteil Amenorrhöe; rosaroter

Fluß, in Richtung rot. Asthenie, Gewichtsverlust, Schwindel, Schlaflosigkeit, Extrasystolen, Tachykardie. Blutzufuhr zum Gesicht und den Augen, Hitzegefühl im Innern des Körpers.
Die Behandlung besteht zur Hauptsache darin, die YIN-Nieren zu tonisieren: 25 VB, 10 Rn, 12 Rn.
Insuffiziente YANG-Nieren. Die Symptome sind blasse, begrenzte, verlängerte Menstruation, Leukorrhöe, eiweißähnlich; kalte Extremitäten und kalter Bauch; Asthenie; Urin: Polyurie, blasser Urin, Schmerzen in der Leistengegend.
Die Behandlung besteht hauptsächlich im Tonisieren der YANG-Nieren: 23 V, 2 Rn, 12 Rn, 6 V C.
5. Die durch eine Behinderung der Leberenergie bewirkte Leukorrhöe hat oft seelische Ursachen: häufiger, wiederholter Ärger. Die YIN-Energie der Leber ist blockiert und die Milz wird dadurch affiziert entsprechend dem Zyklus der fünf Elemente.
Die Symptome sind schlechte Laune, unregelmäßige Menstruation, weiße oder rosarote dicke andauernde Leukorrhöe, bitterer Geschmack im Mund, unangenehme Gefühle in den Hüften, dunkelgelber Harn.
Die Behandlung besteht in der Behandlung des TAE MO: 26 VB, 41 V B; Zirkulierenlassen des YIN: 6 RP; Tonisieren der Leber: 2 F, 6 F, 8 F.

Amenorrhöen

Wenn sie nicht schon da sind, das heißt, wenn sie erst nach der Zeit der Menstruation einsetzen (und natürlich wenn festgestellt wurde, daß keine Schwangerschaft vorliegt) sind Ursachen und Behandlung ähnlich wie bei der Hypomenorrhöe.
Bevor wir zum Schluß zu den verwandten Mechanismen des Orgasmus der Frau und der Erektion-Ejakulation des Mannes kommen, möchten wir zur Verstärkung des früher Gesagten hervorheben, daß ein gewisses Maß zyklischer

Störungen beim Mann mit den oben erwähnten Störungen bei der Frau verglichen werden kann. Dies alles findet folglich nur auf der energetischen Ebene statt. Aber in solchen Fällen ist die Behandlung sehr ähnlich.
So kann man zum Beispiel mit gewissen Vorbehalten die diversen Formen der Leukorrhöe mit gewissen Formen von Ausscheidungen der Harnröhre vergleichen. Wie schon gesagt, verlangen Infektionen antiinfektiöse Mittel oder Antibiotika. Und dies ist nur eines der Elemente, die zu der zugrundeliegenden energetischen Gleichgewichtsstörung beigetragen haben und dem Übel gestatteten, sich zu entwickeln.

Orgasmus

Beim Orgasmus können wie bei der Erektion beim Mann zwei Phasen und also auch zwei Behandlungsmöglichkeiten festgestellt werden: Die Dilatation/Erektion der Klitoris, ein YANG-Phänomen, das zur zweiten Phase führt, der Manifestierung des YIN, das vom YANG «gestoßen» wird, das den Orgasmus verkörpert.
Während der ersten Phase können die Störungen von einer Insuffizienz des YANG herrühren, einer Insuffizienz von Blut. Der Orgasmus selber ist ein YIN-Phänomen, spasmodisch, gefolgt von einer Auslösung von YANG in Gestalt von Blutandrang zum Gesicht, Tachykardie, schweres Atmen etc.
Wenn der Orgasmus zu schnell abläuft, bedeutet das, daß YIN zu rasch enteilt, weil YANG zu fest «stößt». Die Behandlung besteht dann darin, örtlich mehr YIN zuzuführen, um den Exzeß von YANG auszugleichen.

Erektion-Ejakulation

Diese beiden Phasen beim Mann sind das Äquivalent der Dilatation und der Erektion der Klitoris und des darauffolgenden Orgasmus. Störungen in diesem Bereich bewirken Impotenz, mit Ausnahme wie bei dem Fall der Frau von

tieferliegenden genitalen Störungen, Verletzungen oder andere (besonders Diabetes), in welchem Fall die Störungen in zwei Kategorien geteilt werden können: Dilatation – Erektion des Penis, wo die Insuffizienz entweder einer YANG-Insuffizienz zugeschrieben werden kann oder einer Insuffizienz von Blut; Ejakulation – wenn diese zu früh erfolgt, entspricht sie wie der Orgasmus einer Manifestation des YIN mit sekundärem Auslösen des YANG, was Tachykardie, Blutandrang zum Gesicht, schweres Atmen etc. hervorruft.
Die Behandlung wird durch lokale Verstärkung des YIN erfolgen.

Schlußfolgerungen

Es ist völlig unmöglich, zusammen mit ihrer Behandlungsweise alle Störungen des männlichen und weiblichen Geschlechtsapparats aufzuzählen. Wir haben nur einige der bekannteren erwähnt.
Jedoch lassen sich sehr wohl einige Schlußfolgerungen ziehen:
1. Die traditionelle chinesische Medizin besteht aus einer ganzen Sammlung physiopathologischer Grundsätze, die es wohl zu beachten gilt, bevor man die Punkte wählt und die Behandlung einleitet.
2. Obgleich im Zusammenhang mit den erwähnten Störungen auch andere Ätiologien angeführt werden können, haben wir versucht, so schematisch wie möglich zu sein, um einen schon sehr langen Vortrag nicht noch länger zu machen. In Anbetracht dieser Ätiologien kann man zu den hier erörterten Grundbehandlungen noch einige Punkte hinzufügen.
3. Es ist ganz offensichtlich, daß wie stets bei der Akupunktur in allen Fällen die Diagnose sorgfältig gestellt werden muß, vermittels jeder nur möglichen paraklinischen

Untersuchung (Radiologie, diverse Labortests, endoskopische Untersuchung, sogar falls notwendig Coeliskopie), bevor man sich die Behandlungsmethode überlegt. Man muß zuerst ganz genau wissen, ob der zu behandelnde Fall sich für Akupunktur eignet oder nicht.

4. Der bedeutende Anteil seelischer Faktoren bei gewissen Störungen wie zum Beispiel Impotenz und Frigidität kann zusätzlich eine spezielle Behandlungsweise erfordern, die nötigenfalls sogar die Akupunktur ersetzt.

5. Es besteht eine enge Beziehung zwischen den bei der Frau festgestellten Phänomenen und ähnlichen Mechanismen beim Mann, was darauf hinweist, daß auch beim Mann eine bestimmte zyklische Entwicklung stattfindet, die dem Menstruationszyklus der Frau entspricht, sich aber nicht in energetischen Modifikationen äußert, sondern klinisch ein durch endokrine Veränderungen bewirkter physiologischer Zustand ist, den durch von Zeit zu Zeit wiederholte biologische Untersuchungen objektiv zu erforschen äußerst interessant wäre. Auf der pathologischen Ebene sind gewisse periodische Manifestationen vermutlich gestörten physiologischen Prozessen zuzuschreiben.

Dies ist ein Arbeitsentwurf, dessen Zweck es ist, die im Menstruationszyklus und in sexuellen Störungen implizierten Grundmechanismen zu erklären. Auf diesem Hintergrund erscheinen andere Elemente, die hier aber nicht ausführlich beschrieben werden können und die Gegenstand einer weiteren Arbeit sein werden.